零基础针灸入门六讲

徐鸣曙 主编

张英杰 陈吕佳 副主编

王姗 绘图

全国百佳图书出版单位

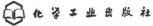
化学工业出版社

·北京·

图书在版编目（CIP）数据

零基础针灸入门六讲 / 徐鸣曙主编. —北京：化学工业
出版社，2022.5（2024.9重印）
ISBN 978-7-122-40981-2

Ⅰ.①零…　Ⅱ.①徐…　Ⅲ.①针灸疗法-基本知识　Ⅳ.
①R245

中国版本图书馆CIP数据核字（2022）第042025号

责任编辑：王新辉　赵玉欣
责任校对：边　涛
装帧设计：关　飞

出版发行：化学工业出版社
　　　　　（北京市东城区青年湖南街13号　邮政编码100011）
印　　装：河北京平诚乾印刷有限公司
710mm×1000mm　1/16　印张12¼　字数239千字
2024年9月北京第1版第3次印刷

购书咨询：010-64518888
售后服务：010-64518899
网　　址：http://www.cip.com.cn
凡购买本书，如有缺损质量问题，本社销售中心负责调换。

定　　价：49.80元

前言

我们祖先应用针灸防病保健已有近三千年历史，针灸疗法深植于中华文化的土壤。近现代随着中西方文化的交流，针灸疗法已被广泛传播至全球，正使越来越多的"地球村"村民受益，并被更多的人所认可。正是基于中医针灸的深厚文化底蕴和广泛的接受度，"中医针灸"于 2010 年列入人类非物质文化遗产代表作名录。

针灸不仅擅长治疗"颈肩腰腿痛"等筋骨病，内科、外科、妇科、儿科、五官科等相关疾病针灸也确有疗效。1996 年世界卫生组织（WHO）认定 64 种针灸适宜病种，覆盖呼吸系统、消化系统、神经系统、内分泌系统、运动系统等多系统疾病。

针灸治疗绿色、有效，是传统文化瑰宝，值得学习推广，但初学针灸者却无法回避如下几个难点：一是穴位找不准，疗效减半；二是针刺手法不规范，容易出意外；三是危险穴位进针方向和深度掌握不好，容易出危险。

为了帮助初学针灸者破解难题，我们对书稿做了如下设计和安排："快速取穴"图＋文，帮你快速、准确地找到穴位；"辨证分型"帮你根据主要症状做出诊断，并据此选择相应穴位进行针刺治疗；"分步治疗"让你准确掌握进针深度、施针手法和留针时间；每一步都配有手绘图，图文相配操作更准确；特殊进针手法、补泻手法，以及进针有危险的穴位，我们配有针刺视频，专业针灸医师出镜，安全更高效；穴位选取不宜多，重在有用。

如果本书能对读者学习中医针灸有所帮助，我们就深感荣幸。特别说明，由于针灸操作需要经过严格的专业培训，建议非医学专业人士不要贸然自行尝试。若有兴趣，可在专业人员指导下体验。

编　者
2022 年 3 月 24 日

目录

第5讲　骨伤科病证的针灸治疗　　107

第6讲　妇科、五官科病证的针灸治疗　　143

附录　针灸歌诀　　　　　　　　　　189

第1讲

针灸是怎么治疗疾病的

针灸学是在中医基础理论和经络学说指导下，研究经络、腧穴、针灸方法和针灸防治疾病规律的一门学科。它不仅是中国传统医学的灿烂瑰宝，而且走出国门，被世界多国认可并纳入医疗保险。

针灸疗法具有操作简便、适应证广、疗效明显和经济安全等特点，作为我国传统医学不可或缺的一部分，数千年来，一直广为流传、方兴未艾。那么针灸疗法是如何形成的，它经历了怎样的发展，又终将走向何处？下面我们带领大家来慢慢揭开针灸学的神秘面纱，体验它的前世今生之旅。

针灸学是如何起源的

针灸学的形成经历了一个漫长的过程。在我们探索它的起源时，大家不妨先体验这样一个场景。在很久很久以前，有一个原始人肚子饿了，于是他出门去打猎。他运气很好，很快就发现了一头猎物，便上前与之搏斗。虽然猎人占了上风，但猎物凶猛，原始人拼尽全力，最终将猎物杀死，但在搏斗的过程中，却不小心扭伤了脚。原始人拖着猎物一瘸一拐地回到了住处。猎物虽然暂时让他填饱了肚子，可脚踝处的疼痛不停地折磨着他。眼看食物一天天减少，饥饿的阴影笼罩着原始人，他开始焦虑，于是不停地抚摸着脚踝，祈祷着痊愈。然而脚踝依然不见好，食物马上要见底了，原始人开始愤怒，用有锐利棱角的小石片不停地按压、击打着受伤的脚踝。一会儿，饥肠辘辘的原始人便开始感到疲惫，于是他睡了一觉，醒来后突然发现脚踝疼痛似乎减轻了，于是他又尝试着用小石片按压击打脚踝，神奇的是几天后脚踝竟然痊愈了。原始人记住了这一方法，在以后狩猎受伤时，也采用这种方法进行治疗，发现确实有效，就教会了自己的后代，又慢慢扩散开来。这可能就是针灸学的起源，由于年代久远，已不可考。

人类的智慧在不断进步，到新石器时代，人们掌握了磨制精巧石器的技术，能够将石头磨制成石针，并以此来治病，针灸学进入萌芽阶段，我们将这一时期的针刺疗法称之为"砭术"。这一时期使用的石针，我们称为"砭石"，这是最早的针刺工具。随后又出现了骨针、竹针等针具。

灸法的产生是在人们学会火的使用以后。同针法一样，灸法的起源也是人们发现身体的某些部位因受到火的熏灼而产生舒适感，并能减轻病痛，从而逐渐形成医疗经验并不断积累。经过长期的实践，人们施灸的材料和方法不断改进，从用各种树枝施灸到发展为艾灸，并逐步形成灸法。现在针灸疗法受到广大群众的喜爱，其疗效也有目共睹。那这种疗法是如何起作用的呢？

不可不知的治疗作用

针灸是中医在朴素哲学理论阴阳、五行、精气学说的基础上结合经络学说的指导，通过用针灸等方式刺激经络腧穴以达到治疗目的的一种治疗方法。

针灸的治疗作用其实是通过三个方面来进行的，分别是调和阴阳、扶正祛邪、疏通经络。

1. 调和阴阳

阴阳学说作为中医的主要载体，从经络脏腑到病因病机甚至辨证论治等无不贯穿其中，阴阳有着其对立的一方面，也有着相互依存和交感互藏的一方面。一般来说，正常情况下，阴阳维持着相对平衡的状态，不过一旦因为内因、外因、不内外因等打破了这样的平衡关系，阴阳的天平就会相对倾斜。这时候就会产生疾病和各种不适症状，针灸治病的关键就在于此，通过对穴位和经络的补泻，使机体重新达到"阴平阳秘"的状态，恢复正常生理功能，从而达到治疗疾病的目的。

2. 扶正祛邪

扶正祛邪，就是提升机体的抗病能力，祛除致病因素。扶正祛邪的过程，就是在正气与邪气抗争的过程中，或者补正气以提升机体抵抗疾病的能力，或者直接祛除邪气，使机体恢复健康。即《素问·刺法论》中所说："正气存内，邪不可干；邪之所凑，其气必虚。"

3. 疏通经络

中医还有一种理论叫"通则不痛，痛则不通"。经络将人体各部的组织器官联系成为一个有机的整体，并藉以运行气血，营养全身，使人体各部的功能活动得以协调，保持相对平衡。当这个通路受到阻碍的时候，由于气血不能通过，从而产生疼痛，而针灸通过对经络穴位的各种刺激，让原本拥堵的经络由不通达到通的效果，从而达到治疗疾病的作用。

经络是针灸疗法的基础

经络的形成已经有两千多年的历史，在此期间，众多的医家孜孜探索，想要破解经络的奥秘，寻求经络的本质。那么经络到底是什么？遗憾的是，迄今为止仍未有明确的答案。有研究人员认为经络的实质包括神经、血管、淋巴系统、内分泌系统及尚未完全明确的一种多层次、多功能、多形态的立体结构调控系统，这一观点能够较好地解释针灸治疗疾病的作用机制，得到了广泛认可。

经络的组成

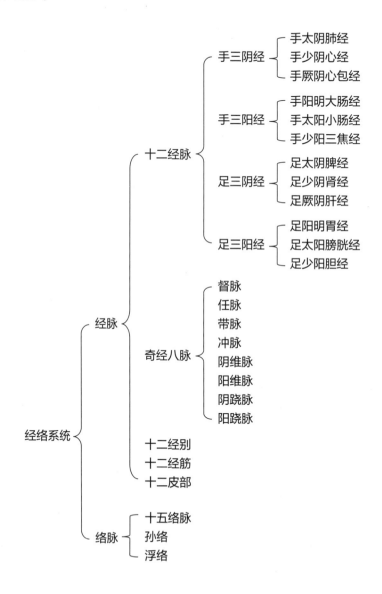

十二经脉——经络系统的主体

经脉命名有规律

十二经脉的命名是结合脏腑、阴阳、手足三个方面而定的。阳分少阳、阳明、太阳；阴分少阴、厥阴、太阴。根据脏属阴、腑属阳、内侧为阴、外侧为阳的原则，把各经所属脏腑结合循行于四肢的部位，命名各经的名称。属脏而循行于肢体内侧的为阴经，属腑而循行于肢体外侧的为阳经（见表1-1）。

表1-1　十二经脉的命名

部位	阴经	阳经	四肢循行部位	
	属脏	属腑	阴经行于内侧	
			阳经行于外侧	
手	太阴肺经	阳明大肠经	上肢	前线
	厥阴心包经	少阳三焦经		中线
	少阴心经	太阳小肠经		后线
足	太阴脾经	阳明胃经	下肢	前线
	厥阴肝经	少阳胆经		中线
	少阴肾经	太阳膀胱经		后线

经脉循行有特点

十二经脉的走向是有一定规律可循的。手三阴经均起于胸中，从胸走向手，在手指端各与其互为表里的手三阳经相交会；手三阳经均起于手指端，从手走向头，在头面部与其同名的足三阳经相交会；足三阳经均起于头面部，从头走向足，在足趾部各与其互为表里的足三阴经相交会；足三阴经均起于足趾，从足走向腹腔，再上行入胸，与手三阴经相交会。手足三阳经都会聚于头面部，故称头面为"诸阳之会"。

十二经脉走向有规律

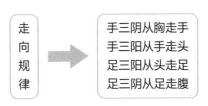

经脉表里关系

经脉表里关系见表1-2。

表1-2　经脉表里关系

手	阴经	太阴肺经	厥阴心包经	少阴心经	表里相对
	阳经	阳明大肠经	少阳三焦经	太阳小肠经	
足	阳经	阳明胃经	少阳胆经	太阳膀胱经	表里相对
	阴经	太阴脾经	厥阴肝经	少阴肾经	

经脉的流注顺序

手太阴肺经 —食指端→ 手阳明大肠经 —鼻翼旁→ 足阳明胃经 —足大趾端→ 足太阴脾经

心中 ←

手少阴心经 —小指端→ 手太阳小肠经 —目内眦→ 足太阳膀胱经 —足小趾端→ 足少阴肾经

胸中 ←

手厥阴心包经 —无名指端→ 手少阳三焦经 —目外眦→ 足少阳胆经 —足大趾→ 足厥阴肝经

肺中 ←

经络的作用

经络的生理作用

（1）沟通内外，联系肢体　通过经络可将人体各个脏腑组织器官联结成一个有机的整体，使人体各部的活动保持协调统一。

（2）运行气血，营养周身　经络能够运行气血，并将气血输布到周身，从而保证了全身各器官的营养供给，为各组织器官的功能活动，提供了必要的物质基础。

（3）抗御外邪，保卫机体　营气行于脉内，卫气行于脉外。经络密集分布于皮部，所以卫气也密布于皮肤之中。外邪侵犯人体，先从皮毛开始，卫气首当其冲，发挥抵抗外邪、保卫机体的屏障作用。

经络的病理反应

（1）反映病候　经络是人体通达内外的一个联结系统，在人体生理功能失调时，往往能够通过经络反映出来。如某些疾病发生的过程中，常在经络循行线上出现明显的压痛，或结节，或条索状反应物，或相应部位皮肤的色泽、形态、温度发生改变。

（2）传注病邪　在疾病状态下，经络是病邪传注于脏腑和体表（穴位）之间的途径。首先病邪侵袭体表（穴位），可通过经络而传入内脏，由于内脏之间有经络沟通，病邪还可以从一个脏腑传入另一个脏腑。反之，当内脏患病时，也可通过经络的传导而反映到体表的一定部位以及组织器官，在相应的特定部位（穴位）显示出来，如心火上炎可致口舌生疮、肝火上升可致耳目肿赤、肾气亏虚可使两耳失聪。

诊断作用

由于经络有一定循行部位，并和一定脏腑属络，脏腑经络有病可在一定部位反映出来；因此可以根据疾病在各经脉所经过部位的表现，作为诊断依据。如头痛病，可根据经脉在头部的循行分布规律加以辨别，如前额痛多与阳明经有关、两侧痛多与少阳经有关、枕部痛多与太阳经有关、颠顶痛则多与足厥阴经有关。

此外，还可根据某些点上的明显异常反应，如压痛、结节、条索状等反应，帮助诊断。如临床上阑尾炎患者，多在阑尾穴处有压痛。

治疗作用

经络学说广泛地应用于临床各科疾病的治疗，尤其是对针刺、灸法、按摩、药物等治疗具有重要的指导意义。

针灸按摩治疗，是根据某经或某脏腑的病变，选取相关经脉上的腧穴进行治疗。例如，头痛即可根据其发病部位，选取有关腧穴进行针刺，如阳明头痛取阳明经腧穴、两肋痛取肝经腧穴。

在药物治疗上，常根据其归经理论，选取特定药治疗某些病。如柴胡入少阳经，少阳头痛时常选用此药。

针刺、艾灸治疗疾病有不同

艾灸和针刺是中医学两种独立且具特色的外治疗法，艾灸为温热刺激，针刺则为机械刺激。通过分析古代文献，结合现代研究，表明艾灸与针刺疗法有所不同，认为阴证、寒证、虚证、里证宜用灸法治疗，因为艾灸具有更好的温热效应及增强免疫的作用；阳证、热证、实证、表证多选用针刺疗法，因为针刺主要具有通经脉、调气血、和营卫作用，抗炎止痛效果更佳。临床应用时应从整体观念出发，辨证论治，因证择法，选择最佳的灸刺方案。

第2讲

治疗疾病,
腧穴定准是关键

腧穴是如何被发现的

腧穴是人们在长期医疗实践中发现的有确切治疗作用的一些部位。在远古时代，当人们生病时，通过偶然的叩击、砭刺、按摩或炙灸疼痛部位，发现能够减轻或消除病痛，经过口口相传，这些经验逐渐积累。这一时期，人们主要以痛点作为腧穴，既无定位，又无定名，是认识腧穴的最初阶段。

在长期的医疗实践中，人们对腧穴的认识不断深入，开始探寻其规律，发现有些腧穴有确定的位置和主治的病证。人们对这些腧穴进行描述，给出准确的位置和能够治疗的疾病，此时腧穴发展进入第二阶段，即定位、定名阶段。

随着人们对经络和腧穴认识的进一步深化，历代医家将腧穴的主治和分布不断进行总结、分析和归纳，并与经络相联系，逐步将腧穴分别归属14条经脉，使腧穴发展进入成熟阶段，即定位、定名、归经阶段。归属14条经脉的腧穴，我们称之为经穴。

在腧穴的发展过程中，其数目也经历了由少到多的过程。《黄帝内经》记载的有具体穴位名称的腧穴仅有160个左右。晋代皇甫谧著《针灸甲乙经》一书，将归属于14条经脉的腧穴增加至349个。北宋王惟一著《铜人腧穴针灸图经》，将经穴增加至354个，明代杨继洲的《针灸大成》记录的经穴已达到359个。至清代李学川在《针灸逢源》中列举经穴穴名361个，并延续至今。

除经穴外，还有一些尚未归入或不便归入十四经系统的腧穴。这类腧穴既有一定的名称，又有明确的位置，主治范围比较单纯，多数对某些病证有特殊疗效，如四缝穴治疗小儿疳积、子宫穴治疗妇科疾病等，被称为"奇穴"。奇穴的名称首见于《奇效良方》，历代对奇穴记载不一。目前，《经穴部位》对48个奇穴的部位确定了统一的定位标准。奇穴一般不在14经脉循行路线上，但也有例外，如印堂、腰奇穴，均位于督脉上。有的奇穴是经穴的组合，如"四花穴"就是由肝俞、胆俞左右四穴组成。有些奇穴是由多个穴位组成，如十宣、八风、八邪等。

腧穴分为哪几类

根据腧穴是否有固定的位置，是否属于十二经脉以及任脉、督脉，可将腧穴分为十四经穴、奇穴、阿是穴三类（表2-1）。

表2-1　腧穴的分类

分类	名称	分布	归经	主治
十四经穴	有固定的名称	分布在十四经循行路线上	归属十四经	既能治疗经脉循行线上的疾病，也能治疗经脉所属脏腑的疾病
奇穴	有固定的名称	大多数不在十四经循行路线上，有固定的位置	大多数不属于十四经	对某些病证有特殊疗效
阿是穴	无固定名称	以压痛或其他反应点作为刺灸部位，多在病变部位附近，也可在病变部位远端，无固定位置，多随疾病的发生而出现，随疾病的痊愈而消失	无归经	随病而定

腧穴命名有深义

了解腧穴命名的含义，有助于熟悉、记忆腧穴的部位、功能和主治。

① 根据所在部位命名：即根据腧穴的人体解剖部位而命名，如腕旁的腕骨、乳下的乳根、面部颧骨下的颧髎等。

② 根据治疗作用命名：即根据腧穴对某种病证的特殊治疗作用命名，如治目疾的睛明、光明，治水肿的水分、水道，治面瘫的牵正。

③ 利用天体地貌命名：即根据自然界的天体名称如日、月、星、辰等和地貌名称如山、陵、丘、墟、溪、谷、沟、泽、池、泉、海、渎等，结合腧穴所在部位的形态或气血流注的状况而命名，如日月、太溪、合谷、水沟、曲泽、涌泉、小海、四渎等。

④ 参照动植物命名：即根据动植物的名称，以形容腧穴所在部位的形象而命名，如伏兔、鱼际、犊鼻、鹤顶、攒竹、口禾髎等。

⑤ 借助建筑物命名：即根据建筑物来形容某些腧穴所在部位的形态或作用特点而命名，如天井、印堂、巨阙、脑户、屋翳、膺窗、库房、地仓、气户、梁门等。

⑥ 结合中医学理论命名：即根据腧穴部位或治疗作用，结合阴阳、脏腑、经络、气血等中医学理论命名，如阴陵泉、阳陵泉、心俞、三阴交、百会、气海、血海、神堂、魄户等。

不可不知的腧穴作用

腧穴的诊断作用

腧穴是脏腑经络气血输注、积聚于体表的特殊部位，当人体脏腑和经络功能失调时，就会在相应的腧穴上有所反映，如压痛、肌肉隆起、凹陷、条索、结节、丘疹、斑疹，以及皮肤色泽和温度的改变等。通过对这些部位的观察和探测可以协助诊断疾病。如胃肠病患者常在足三里、上巨虚、中脘、天枢等穴位处出现压痛；痛经等妇科病患者常在三阴交、地机、血海等穴位处出现压痛；阑尾炎患者常在阑尾穴处有明显压痛。

腧穴的治疗作用

① 近治作用：是所有腧穴共有的主治特点，即所有腧穴都能够治疗它们所在部位以及邻近组织器官的疾病。如眼睛周围的睛明、四白能够治疗眼疾；胃脘部的中脘、梁门能够治疗胃病。

② 远治作用：是十四经腧穴主治作用的基本规律。在十四经穴中，尤其是十二经脉在四肢肘膝关节以下的腧穴，不仅能治疗局部病证，还可治疗本经循行所及的较远组织器官的病证，有的甚至可影响全身的功能。如合谷穴不仅可治上肢病，还可治颈部及头面部疾患，同时还可治疗外感发热病；足三里不但治疗下肢病，而且对调整消化系统功能，甚至人体防卫、免疫反应等方面都具有一定的作用。

③ 特殊作用：指某些腧穴所具有的相对特异性和双重性良性调整作用。腧穴的相对特异性是指某些腧穴对某种病证有特殊的治疗作用，如合谷止痛、内关止呕、大椎退热、至阴矫正胎位等。腧穴的双重性良性调整作用是指刺激同一个腧穴，会因机体所处的状态不同而产生相反的作用，从而使机体失衡的功能状态趋于恢复正常。如天枢既可以治泄泻，又可以治便秘；内关在心动过速时可减慢心率，在心动过缓时又可提高心率；大椎在风寒感冒时可散寒，在风热感冒时可退热。

腧穴定准有方法

腧穴定位的准确与否关系着针灸的临床疗效，因此我们必须要掌握正确的取穴方法。现代临床常用的腧穴定位方法有骨度分寸法、解剖标志法、手指同身寸法以及简便取穴法等。

骨度分寸法

骨度分寸法，始见于《灵枢·骨度》篇，它将人体的各个部位分别规定其折算长度，作为量取腧穴的标准，不论男女、老少、高矮、胖瘦，均可按照此标准进行测量。后来经过补充修改，这种方法已成为如今腧穴定位的基本标准。临床应用时常将人体某个部位的折算长度分为若干等份，每一等份为1寸，如肘横纹至腕横纹为12寸，可分为12等份，每等份为1寸（见表2-2）。

表2-2　常用骨度分寸表

分部	部位起点	常用骨度	度量法	说明
头部	前发际至后发际	12寸	直	如前后发际不明，从眉心量至大椎穴作18寸。眉心至前发际3寸，大椎至后发际3寸
	眉心至前发际	3寸	直	
	大椎至后发际	3寸	直	
	前额两发角之间	9寸	横	
	耳后两乳突之间	9寸	横	
胸腹部	两乳头之间	8寸	横	胸部与胁肋部取穴直寸，一般根据肋骨计算，每一肋两穴间作1.6寸。胸腹部取穴横寸，可根据两乳头之间的距离折量；女性可用锁骨中线代替
	胸剑联合至脐中	8寸	直	
	脐中至耻骨联合上缘	5寸	直	
背腰部	大椎以下至尾骶	21椎	直	背部直寸根据脊椎定穴，肩胛骨下角相当于第7（胸）椎棘突，髂嵴相当于第16椎（第4腰椎棘突）。背部横寸以两肩胛内缘作6寸
	两肩胛骨内侧缘	6寸	横	
上肢部	腋前纹头至肘横纹	9寸	直	用于手三阴经、手三阳经的骨度分寸
	肘横纹至腕横纹	12寸	直	
下肢部	耻骨上缘至股骨内上髁上缘	18寸	直	用于足三阴经的骨度分寸；股骨内上髁上缘与髌底为同一高度；
	胫骨内侧髁下缘至内踝尖	13寸	直	
	股骨大转子至膝中	19寸	直	用于足三阳经的骨度分寸；"膝中"前面相当于犊鼻穴，后面相当于委中穴；臀横纹至膝中，作14寸折量
	膝中至外踝尖	16寸	直	

解剖标志法

固定标志

固定标志指不受人体活动影响、固定不移的标志。如五官、毛发、指（趾）甲、乳头、肚脐及各种骨节突起和凹陷处。如鼻尖取"素髎"，两眉之间取"印堂"，两乳头之间取"膻中"等。此外，可根据肩胛冈平第3胸椎棘突、肩胛骨下角平第7胸椎棘突、髂嵴平第4腰椎棘突等解剖标志来取腰背部腧穴。

动作标志

动作标志指必须采取相应的动作才能出现的标志。如张口于耳屏前方凹陷处取"耳门""听宫""听会"；跷起拇指，在拇长伸肌腱、拇短伸肌腱之间的凹陷中取"阳溪"；握拳于手掌横纹头取"后溪"等。

手指同身寸法

手指同身寸法是以患者的手指为标准，进行测量取穴的方法（图2-1）。

①拇指同身寸：以患者拇指指关节的宽度作为1寸，此法适用于四肢部的直寸取穴。

②中指同身寸：以患者的中指中节屈曲时内侧两端横纹头之间作为1寸，此法可用于四肢部的直寸取穴和背部的横寸取穴。

③四指同身寸：又称"一夫法"，是指患者将食指、中指、无名指和小指并拢，以中指中节横纹处的四指宽度作为3寸，此法可用于四肢部的直寸取穴和背部的横寸取穴。

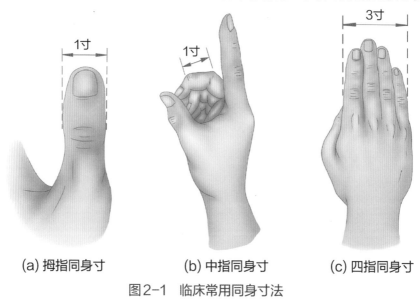

(a) 拇指同身寸　　　　(b) 中指同身寸　　　　(c) 四指同身寸

图2-1　临床常用同身寸法

简便取穴法

临床上常用一种简便易行的取穴方法，如两耳尖直上取"百会"、两手虎口交叉取"列缺"、垂手中指端取"风市"、垂肩屈肘取章门等，这些方法都是在长期临床实践的基础上总结出来的。

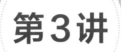

第3讲

要想疗效好，
手法是保证

常用的针刺练习方法

针刺练习，主要练习的是指力和手法，对于初学者来说，这是一个必不可少的过程。如果指力不够，针尖不能迅速穿透皮肤，患者很容易感到刺痛。针刺手法不熟练，在行捻转操作时则容易滞针，导致异常情况的出现。

纸垫练针法

用松软的纸张，折叠成 8 厘米 ×5 厘米（长 × 宽）、厚 2～3 厘米的纸块。用线将纸块"井"字形扎紧，做成纸垫，压实。练针时，左手执垫，右手拇、食、中指持针柄，将针尖垂直抵在纸垫上，拇指与食指、中指前后交替地捻动针柄，使针灸针穿透纸垫，反复练习（图 3-1，请扫二维码观看练习视频）。

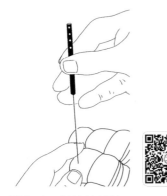
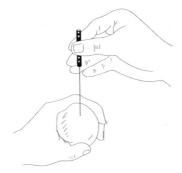
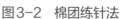

图3-1　纸垫练针法　　　　　　　　图3-2　棉团练针法

棉团练针法

用棉花做衬，用布将棉花包裹后扎紧，做成直径 6～7 厘米的棉团，练针方法同纸垫练针法。由于棉团比较松软，可做提插、捻转等多种基本针刺手法的练习（图 3-2，请扫二维码观看练针视频）。

皮肤模型练针法

皮肤模型需要购买，一般分为两块阻力区，适合不同需要的人。练针方法同纸垫法。

刺前准备不可缺

选择针具

在临床上，应根据病人的性别、年龄、胖瘦、体质、病情、病变部位以及所选取的腧穴来选用长短、粗细适宜的针具。如男性、体壮、形肥且病位较深者，可选取稍粗稍长的毫针。若为女性，体弱、形瘦而病位较浅者，则应选用较短、较细的针具。皮薄肉少之处和针刺较浅的腧穴，应选用短而细的针。皮厚肉多之处，应选用长而粗的针。此外，注意将针刺入腧穴应至深度后，针身还应露在皮肤上稍许。

选择体位

在针刺前，应根据所取腧穴以及患者的实际情况，为患者选取较为舒适而又能耐受较长时间的体位，这样既有利于操作，又能适当留针，还可防止针刺过程中因患者改变体位而引起的各种异常情况。临床常用的针刺体位有仰靠坐位、俯伏坐位、仰卧位、侧卧位、俯卧位。对于初诊、精神紧张或年老、体弱、病重的患者，应尽量采取卧位。

消毒

由于现代临床多采用一次性灭菌针灸针，所以针具的消毒相对简单，在使用前只需检查针具是否处于有效期，如在有效期，只将一次性灭菌针灸针从密封的包中取出即可使用。但要注意密封包装一旦打开，则应尽快使用完毕。如果没有使用完，下次使用前可用 75% 的酒精浸泡 30 分钟消毒。腧穴部位可用 75% 酒精棉球擦拭消毒，应从中心点向外绕圈擦拭；或先用 2.5% 的碘酒擦拭，再用 75% 的酒精棉球脱碘。医者手指的消毒，应先用肥皂水洗净，再用 75% 酒精棉球擦拭。

正确掌握针刺手法是关键

持针姿势

临床医师大多用右手持针，左手辅助针刺。持针的姿势包括拇、食指持针法，拇、中指持针法，拇、食、中指持针法，持针身法（图 3-3）。

拇、食指持针法：用右手拇指及食指持住针柄，进行针刺的方法。

拇、中指持针法：用右手拇指及中指持住针柄，进行针刺的方法。

拇、食、中指持针法：用右手拇指、食指、中指末节指腹持住针柄，拇指在内，食指、中指在外，进行针刺的方法。

持针身法：用右手拇指、食指捏一个消毒干棉球，裹住针身近针尖的末端部分，进行针刺的方法。

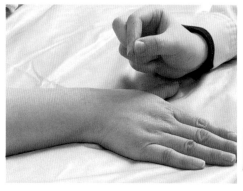

（a）拇、食指持针法　　　　　　　　　（b）拇、中指持针法

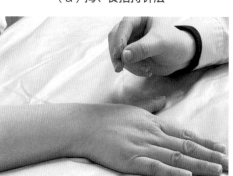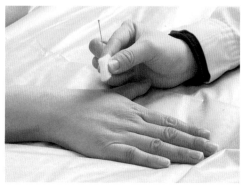

（c）拇、食、中指持针法　　　　　　　　（d）持针身法

图3-3　持针姿势

进针手法

（1）单手进针法　用右手拇、食指指腹夹持针柄下段，中指指腹抵住针身下段（中指指端比针尖略长出或齐平），对准穴位，中指指端紧抵腧穴皮肤，拇、食指向下用力按压刺入，中指随之屈曲，快速将针刺入。刺入时应保持针身直而不弯（图3-4，请扫二维码观看进针手法）。

（2）双手进针法

①指切进针法：又称爪切进针法，用左手拇指或食指指端切按在腧穴位置旁，固定住腧穴，右手拇、食、中三指指腹夹持针柄，保持针身与皮肤表面垂直，将针身紧贴左手指甲面快速刺入。此法适用于短针的进针（图3-5，请扫二维码观看

进针手法）。

②夹持进针法：又称骈指进针法。用左手拇、食指捏一消毒干棉球裹住针身下段（针尖端露出0.3~0.5厘米），右手拇、食、中三指指腹夹持针柄，保持针身与皮肤表面垂直，将针尖固定在腧穴皮肤表面，右手捻转针柄，左手下压，双手配合，同时用力，迅速将针刺入腧穴皮下。本法适用于长针的进针（图3-6，请扫二维码观看进针手法）。

③提捏进针法：用左手拇、食指轻轻提捏腧穴近旁的皮肉，提捏的力度大小要适当；右手拇、食、中指三指指腹夹持针柄快速刺入腧穴。本法适用于皮肉浅薄部位的腧穴进针，刺入时常与平刺相结合（图3-7，请扫二维码观看进针手法）。

④舒张进针法：用左手拇、食指或食、中指把腧穴处皮肤向两侧轻轻撑开，使之绷紧，两指间的距离要适当，右手拇、食、中指三指指腹夹持针柄，于左手两指间的腧穴处迅速刺入。本法适用于皮肤松弛部位的腧穴进针（图3-8，请扫二维码观看进针手法）。

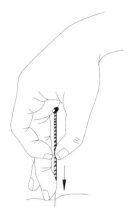

图3-4　单手进针法

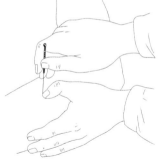
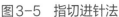

图3-5　指切进针法

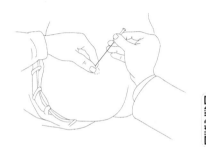

图3-6　夹持进针法

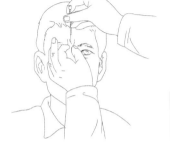

图3-7　提捏进针法

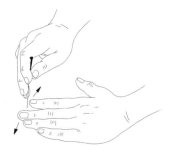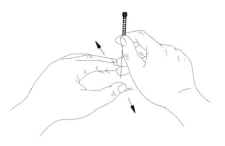

图3-8　舒张进针法

针刺的方向、角度和深度需掌握

在针刺过程中，要掌握正确的针刺角度、方向和深度，这是针刺起效、避免针刺异常情况发生的重要环节。同一腧穴，会因针刺角度、方向和深度的不同，而产生不同的针感和疗效。

（1）针刺的方向　是指进针时针尖对准的某一方向或部位。一般针刺时，针尖的方向朝向经脉循行的方向为补法；针尖的方向与经脉循行的方向相反为泻法。另外，一些腧穴的位置比较特殊，在针刺时应特别注意方向。如针刺风池穴时，针尖应朝向鼻尖方向缓慢刺入；针刺天突穴时，先刺入 0.2 寸，当针尖超过胸骨柄内缘时，立即向下沿胸骨柄内缘、气管前缘向下刺入 0.5～1.0 寸。此外，还应根据治疗的需要，调整针尖的方向，即针刺时针尖的方向应朝向病变部位，以达到"气至病所"的效果。

（2）针刺的角度　是指进针时针身与皮肤表面所形成的夹角，一般分直刺、斜刺、平刺 3 种（表3-1）。

表3-1　针刺角度

名称	直刺	斜刺	平刺
针刺角度	进针时针身与皮肤表面呈 90° 垂直刺入	进针时针身与皮肤表面呈 45° 左右倾斜刺入	进针时针身与皮肤表面呈 15° 左右沿皮刺入
适用部位	适用于大部分的腧穴	适用于肌肉浅薄处或内有重要脏器，或不宜直刺、深刺的腧穴	适用于皮薄肉少部位的腧穴，如头部的腧穴

（3）针刺的深度　指针身刺入人体内的深浅程度。针刺的深度，一般依据患者的年龄、体质、病情和部位来定（具体情况见表 3-2）。

表3-2　针刺的深度

名称	年龄	体质	病情	部位
深刺	中青年	身体强壮者或体胖者	里证、虚证、寒证、久病	四肢、臀、腹及肌肉丰满等处
浅刺	年老体弱者及孩童	身体瘦弱者	表证、实证、热证、新病	头面和胸背及皮薄肉少等处

针刺的角度和深度关系极为密切，一般来说，深刺多用直刺，浅刺多用斜刺或平刺。对天突、哑门、风池、风府等穴及眼区，胸背和重要脏器如心、肝、肺等部位的腧穴，尤其要注意掌握好针刺角度和深度。

针刺手法

针刺手法也叫行针或运针，是指在针刺入腧穴后至出针前，为使患者得气或加强针感，医生对所刺腧穴施行的各种手法。

（1）基本手法

① 提插法：是将针刺入腧穴一定的深度后，使针在穴内进行上下、进退的操作方法（图3-9）。将针由浅层向下刺入深层为插，从深层向上引退至浅层为提。提插的幅度、频率以及时间的长短应根据患者的体质、病情和腧穴的部位来定。

② 捻转法：是将针刺入腧穴一定的深度后，以右手拇指和中、食二指持住针柄，进行一前一后地来回旋转捻动的方法（图3-10）。捻转角度的大小、频率和时间的长短同提插法。

提插法和捻转法既可单独应用，也可相互配合应用，可根据情况灵法运用。

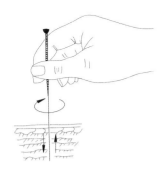

图3-9　提插法

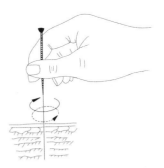

图3-10　捻转法

（2）辅助手法

① 循法：是用手沿着所刺腧穴所属经脉循行部位或腧穴四周进行循按或拍叩，以通气活血、促进经气运行的方法。

具体操作方法：用拇指指腹，或第2~4指并拢后用指腹，沿腧穴所属经脉的循行路线或穴位的上下左右进行循按或拍叩，反复操作数次。本法多用于进针后不得气或得气迟缓的患者，也可用于加强针感（图3-11，请扫二维码观看循法操作视频）。

②弹针法：是指将针刺入后，用手指轻轻弹针柄，使针身产生轻微的震动，以促进经气运行的方法。

具体操作方法：将针刺入腧穴一定深度后，以拇指与食指相交呈环状，食指指甲缘轻抵拇指指腹，将食指指甲面对准针柄或针尾，轻轻弹叩，使针体微微震颤。也可以拇指与其他手指配合进行操作，弹叩数次。本法多用于进针后不得气或得气迟缓的患者，或针下过于紧急不能提插捻转者，也可用于加强针感（图3-12，请扫二维码观看弹针法操作视频）。

③刮柄法：是指将针刺入后，用指甲刮动针柄，以激发经气，助气运行的方法。

具体操作方法：将针刺入腧穴一定深度后，用拇指指腹或食指指腹轻轻抵住针尾，用食指指甲或拇指指甲或中指指甲频频刮动针柄，可由针根部自下而上刮，也可由针尾部自上而下刮，使针身产生轻度震颤，反复刮动数次。可用于体质虚弱、精神过度紧张、过度疲劳、敏感性强或初次就诊的患者，也可用于增强针感（图3-13，请扫二维码观看刮柄法操作视频）。

④搓柄法：是指将针刺入后，用手指将针单向捻转的同时配合提插的方法。

具体操作方法：将针刺入腧穴一定深度后，用右手拇、食、中指持针柄单向捻转，如搓线状，每次搓2~3周或3~5周，然后针由浅层向下刺入深层或从深层向上引退至浅层，重复单向捻转动作，以免针身缠绕肌肉纤维。本法具有促进经气运行、补虚泻实的功效（图3-14，请扫二维码观看搓柄法操作视频）。

⑤摇柄法：是将针刺入后，手持针柄进行摇动，如摇橹或摇辘轳之状的方法。

具体操作方法：a.直立针身而摇。采用直刺进针，将针刺入腧穴一定深度后，手持针柄，如摇辘轳状呈画圈样摇动，或如摇橹状进行前后或左右的摇动，反复摇动数次。b.卧倒针身而摇：采用斜刺或平刺进针，将针刺入腧穴一定深度后，手持针柄，如摇橹状进行左右摇动，反复摇动数次。本法有促进经气运行、加强针感和排邪外出的作用（图3-15，请扫二维码观看摇柄法操作视频）。

⑥震颤法：是指将针刺入后，用手持针柄进行小幅度、快频率的提插捻转，使针身产生轻微震颤的方法。

具体操作方法：将针刺入腧穴一定深度后，用右手拇、食二指或拇、食、中指夹持针柄，进行小幅度、快频率的提插、捻转，如手颤之状，使针身微微颤动，反复操作数次。本法具有促进经气运行、加强针感、扶正祛邪的功效（图3-16，请扫二维码观看震颤法操作视频）。

⑦ 飞法：是指将针刺入后，连捻针柄数下，突然松开手指，使针颤动，如飞鸟展翅之状的方法。

具体操作方法：将针刺入一定深度后，用拇指与食、中指相对捏持针柄，一捻一放，捻时食、中指内屈，使针顺时针转动，放时食、中指外伸，搓动针柄，使针逆时针转动，重复几次，快速放开手指，使针颤动有如飞鸟展翅，反复操作数次。本法具有促进经气运行、加强针感的功效，适用于恐针、肌肉易挛缩疼痛的患者（图3-17，请扫二维码观看飞法操作视频）。

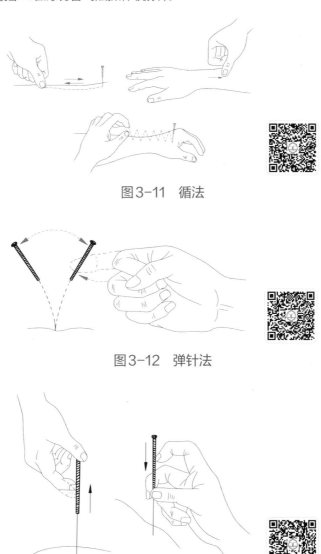

图3-11　循法

图3-12　弹针法

图3-13　刮柄法

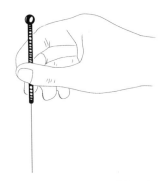

图3-14 搓柄法

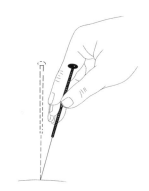

图3-15 摇柄法

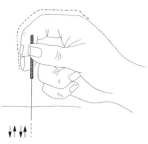

图3-16 震颤法

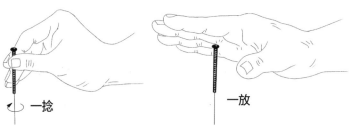

一捻 一放

图3-17 飞法

针刺得气

针刺得气也称针感，指将针刺入腧穴一定的深度后，或施以提插或捻转等行针手法后，针刺部位所产生的经气感应。得气时医生会感觉针下有徐和或沉紧感；患者针刺处常会出现酸、麻、胀、重等感觉。此外，有些患者会出现向着一定的方向和部位传导和扩散的感觉，或出现循经性肌肤震颤、不自主的肢体活动，或出现循经性皮疹带或红、白线等现象，或出现热感、凉感、痒感、触电感、气流感、水波感、跳跃感、蚁行感、抽搐及痛感，这些均为针刺得气的表现。若不得气时，医生会感到针下空虚无物，而患者亦无酸、麻、胀、重等感觉。

针刺得气与否与针刺的疗效直接相关。一般来讲，得气迅速，则疗效较好；得气较慢，疗效就差；若不得气，则很难取得治疗效果。此外，针刺得气与否还可以预测疾病的预后。如经过反复施用行针手法，仍不得气的患者，多属正气衰竭，预后极差。若初次治疗不得气或得气缓慢，但使用正确的针刺方法治疗之后，开始得气或得气较快，则表示患者正气恢复，预后良好。

针刺补泻

补法：泛指能鼓舞人体正气，使低下的功能恢复旺盛的方法。

泻法：泛指能疏泄病邪，使亢进的功能恢复正常的方法。

针刺补泻就是通过针刺腧穴，采用适当的手法激发经气以补益正气、疏泄病邪而调节人体脏腑经络功能，促使阴阳平衡而恢复健康。常用的针刺补泻手法见表 3-3。

表 3-3　常用针刺补泻手法

补泻手法	具体操作	
	补法	泻法
捻转补泻	针刺得气后，拇指向前、食指向后用力捻转，捻转角度小，频率慢，用力轻。反复捻转，操作时间短	针刺得气后，拇指向后、食指向前用力捻转，捻转角度大，频率快，用力重，操作时间长
提插补泻	针刺得气后，先浅后深、重插轻提。提插幅度小，频率慢，操作时间短。针下插时速度宜快，用力宜重；提针时速度宜慢，用力宜轻	针刺得气后，先深后浅，轻插重提。提插幅度大，频率快，操作时间长。针下插时速度宜慢，用力宜轻；提针时速度宜快，用力宜重

补泻手法	具体操作	
	补法	泻法
疾徐补泻	进针时缓慢地向内推进到一定的深度，留针期间不施行任何针刺手法，退针时快速提至皮下	进针时快速刺入应刺的深度，留针期间施以针刺手法，缓慢出针
迎随补泻	进针时针尖随着经脉循行去的方向刺入	进针时针尖迎着经脉循行来的方向刺入
呼吸补泻	病人呼气时进针，吸气时出针	病人吸气时进针，呼气时出针
开阖补泻	出针后迅速按闭针孔	出针时摇大针孔，不加按闭
平补平泻	针刺得气后，施以均匀缓慢的提插、捻转手法，即每次提插的幅度、捻转的角度要基本一致，频率适中，节律和缓，针感强弱适当	

留针与出针

（1）留针法　留针法是指针刺得气后，将针留置在腧穴内一段时间，以加强针感和延长针刺作用的方法。留针与否和留针时间的长短，应根据患者的体质、病情和腧穴的位置而定。如一般病证只要针刺得气，施以适当的补泻手法后，即可出针，也可留置10～30分钟。但对一些慢性、顽固性、疼痛性、痉挛性病证，可适当增加留针时间。对于老人、小孩和虚弱的患者，不宜久留针；年轻、体壮的患者可以适当延长留针时间。后头部、眼区、喉部、胸背部的穴位不宜久留针。此外，对于施以各种针刺手法仍不得气的患者，可以采用留针的方法，等候经气的到来。

留针分为动留针和静留针。动留针是指针刺得气后仍留置一段时间，期间间歇行针，施以各种针刺手法，以增加针刺感应，从而达到补虚泻实的目的。动留针可根据留针时间的长短分为短时间动留针法和长时间动留针法。短时间动留针法一般留针10～30分钟，期间行针1～3次；长时间动留针法，可留针数小时，期间每10～30分钟行针1次。对于针刺不得气的患者，可以通过动留针促使气至针下。

但要注意的是，不能合作的儿童、恐针者、初次接受针刺治疗的患者以及体质非常虚弱的患者，不要采用动留针。此外，眼区、喉部、胸部的腧穴，也不要采用动留针。一些疾病，如尿频、尿急、咳喘等患者也不要采用动留针。

静留针是指针刺得气后，自然安静地留置一段时间，期间不施行任何针刺手法。

静留针适用于对针感耐受较差的患者和比较虚弱的患者。

（2）出针法　出针法是指针刺得气或留针一段时间，达到治疗要求后将针退出体外的方法。出针时，一般以左手拇、食指持消毒干棉球轻轻按压针孔周围皮肤，右手持针做小幅度捻转并慢慢提至皮下，然后迅速拔出，再用消毒干棉球按压针孔片刻防止出血。最后需要检查针数，防止遗漏。

发生针刺意外怎么办

针刺疗法虽然比较安全，但如果操作不当，也会出现一些异常情况。一旦发生异常情况，也应妥善处理。

晕针

[原因] 多见于初次接受针灸治疗的患者。多因精神紧张、体质虚弱、饥饿、过度疲劳、大汗、大泄、大出血后，或体位不当，或手法过重而致患者在针刺时或针刺过程中出现脑部暂时缺血。

[现象] 患者突然出现精神疲倦、头晕目眩、面色苍白、心慌气短、恶心欲呕、出冷汗、四肢发冷、血压下降、脉象沉细。严重者会出现神志昏迷、仆倒在地、唇甲青紫、二便失禁、脉微细欲绝。

[处理] 立即停止针刺，将针全部取出，让患者平卧，头部稍低，松开衣领，注意保暖。轻者静卧片刻，在饮温开水或糖水后，可逐渐恢复正常；重者在上述处理的基础上，可指掐或针刺人中、素髎、内关、合谷、太冲、涌泉、足三里等穴，或灸百会、气海、关元等穴，必要时应配合其他急救措施。

[预防] 对于初次接受针刺治疗和精神紧张的患者，应先做好解释工作，消除顾虑；正确选择舒适持久的体位（尽可能采取卧位），取穴不宜太多，手法不宜过重；对于过度饥饿、疲劳者，不给予针刺。在留针过程中，要随时注意观察病人的神色，询问其感觉。一旦出现晕针先兆，可及早采取处理措施。

滞针

[原因] 患者精神紧张，或因疼痛，针刺入后，局部肌肉强烈收缩，或因毫针刺入肌腱，行针时捻转角度过大或连续进行单向捻转而使肌纤维缠绕针身。留针时间过长，也可能出现滞针现象。

[现象] 进针后，出现提插捻转及出针困难。

[处理] 嘱患者不要紧张，放松局部肌肉。因单向捻转导致滞针，需反向捻转回来。如果是患者精神紧张，或肌肉痉挛，可留针一段时间后再行捻转出针。也可以

按揉局部，或在附近部位加刺一针，转移患者注意力，随之将针取出。

[预防] 对精神紧张的患者，先做好解释工作，消除其顾虑。进针时避开肌腱，行针时捻转角度不宜过大，更不可单向连续捻转。

弯针

[原因] 医生进针手法不熟练，用力过猛，或碰到坚硬组织；或留针中患者改变体位；或针柄受到外物的压迫和碰撞以及滞针未得到及时正确处理。

[现象] 针身弯曲，针柄改变了进针时刺入的方向和角度，提插捻转及出针均感困难，患者感觉疼痛。

[处理] 如果轻微弯曲，不能再行提插捻转，应慢慢将针退出；弯曲角度过大时，应顺着弯曲方向将针退出；如果因患者改变体位而致，应嘱患者恢复原体位，使局部肌肉放松，再行退针，切忌强行拔针。

[预防] 医生手法要熟练，指力要轻巧，患者体位要舒适，留针时不得随意改动体位，针刺部位和针柄不能受外物碰撞和压迫，如有滞针应及时正确处理。

断针

断针是指针体折断在患者体内。由于制针技术的进步和一次性灭菌针灸针的普及，在临床中，断针现象已经极少出现。

[原因] 针具质量欠佳，针身或针根有剥蚀损伤；或在针刺时，针身全部刺入；或在行针时，强力捻转提插，导致患者肌肉强烈收缩；或留针时患者改变体位；或出现滞针和弯针后，未及时正确处理。

[现象] 针身折断，残端留在患者体内。

[处理] 安抚患者情绪，让患者不要乱动，以防断端向肌肉深层陷入。如断端还在体外，可用手指或镊子取出；如断端与皮肤相平，可挤压针孔两旁，使断端暴露体外，用镊子取出；如针身完全陷入肌肉，应在 X 线下定位，外科手术取出。

[预防] 从正规途径购买针具，使用前认真检查。针刺时，避免针身全部刺入，留一部分针体在体外。避免过猛、过强行针，留针或行针时，嘱咐患者不要随意改变体位。进针时，如发生弯针，应立即出针，不可强行刺入。对于滞针和弯针，应及时正确处理，不可强行拔出。

血肿

[原因] 针尖弯曲带钩，使皮肉受损或针刺时刺伤血管。

[现象] 出针后，针刺部位肿胀疼痛或出血，后续局部皮肤呈青紫色。

[处理] 微量皮下出血或针孔局部小块青紫，是小血管受损引起的，一般不必处

理，可自行消退。如局部肿胀疼痛较剧、青紫面积大，以致影响功能活动时，可先行冷敷止血，48小时后再进行热敷，或按揉局部，以促使局部瘀血消散。

[预防] 仔细检查针具，熟悉解剖部位，避开血管针刺，出针时用消毒干棉球按压针孔。

针刺禁忌需牢记

① 过于饥饿、过度疲劳、精神高度紧张的患者，不应立即进行针刺。体质虚弱、气血亏虚的患者，针刺手法不宜过强，并尽可能采取卧位。

② 孕妇的腹部、腰骶部及一些能引起子宫收缩的腧穴如合谷、三阴交、昆仑、至阴等均不宜针刺。女性月经期间，如果不是为了调经，最好不进行针刺。

③ 小儿囟门未闭时，头顶部腧穴不宜针刺。此外，如果小儿不能配合，也不宜留针。

④ 有自发性出血或损伤后出血不止的患者不宜针刺。

⑤ 皮肤感染、溃疡、瘢痕或肿瘤部位不宜针刺。

⑥ 避免刺伤重要脏器

a. 针刺眼区穴位，要掌握一定的角度和深度，不宜大幅度提插捻转或长时间留针，以防刺伤眼球和出血。

b. 背部第11胸椎两侧、侧胸（胸中线）第8肋间，前胸（锁骨中线）第6肋间以上的腧穴，禁止直刺、深刺，以免刺伤心、肺，尤其对肺气肿患者，更需谨慎，防止发生气胸。

c. 两胁及肾区的腧穴，禁止直刺、深刺，以免刺伤肝、脾、肾脏，尤以肝脾肿大患者，更应注意。

d. 对于胃溃疡、肠粘连、肠梗阻患者的腹部和尿潴留患者的耻骨联合区，必须注意针刺的角度、深度，如刺法不当，也可能刺伤胃肠道和膀胱，引起不良后果。

e. 针刺项部及背部正中线第1腰椎以上的腧穴，如进针角度、深度不当，易误伤延髓和脊髓，引起严重后果。针刺这些穴位至一定深度，如患者出现触电感向四肢或全身放散，应立即退针。

选对灸法，效果好

灸法是以艾制品（如艾炷、艾条）为主要施灸材料，点燃以后在体表穴位或特定部位熏灼，通过温热性效应，激发人体经气来调整脏腑功能，从而防治疾病的一种治疗方法。

艾是蒿属菊科多年生半灌木状草本植物，植株有浓烈香气。在我国，除极干旱与高寒地区外，艾几乎遍及中国，以湖北蕲春所产的艾最佳。艾作为一种中草药，其性温，气味芳香，善通经脉，具有理气血、逐寒湿、温经、止血的作用。用艾制作的艾绒具有易燃且火力比较缓和的特点，因此常用来作为灸用材料。

艾绒的质量对施灸的效果有一定的影响。新艾绒内含挥发油较多，灸时火力较猛。而存放时间较长的陈艾绒，内含挥发油较少，火力温和，灸时疗效较好。《孟子》有云："七年之病，求三年之艾。"此外，劣质的艾绒杂质较多，不容易聚团，燃烧时火力暴躁，烟雾较大、气味刺鼻，艾灰容易散落，烫伤皮肤。而好的艾绒杂质较少，燃烧时烟雾、气味较小，火力温和，艾灰成团，不宜散落。

临床上常用的艾制品有艾炷和艾条，现在网上售卖的艾制品种类很多，可以根据实际需要购买。

① 艾炷：将纯净的陈艾绒放在平板上，用拇、食、中指边捏边旋转，将艾绒捏成圆锥形的团状，称为艾炷。市场上制作艾炷的模具较多，使用简单便捷，可根据需要购买。每燃烧一个艾炷称为一壮。

② 艾条：是用桑白皮纸包裹住艾绒制成的圆柱形长卷。市场上可供选择的艾条品牌繁多，长短、粗细各异，可根据需要进行选择。根据是否在艾绒中加入中药粉，可将艾条分为纯艾条和药艾条。药艾条的配方较多，常用的配方是：肉桂、干姜、丁香、木香、独活、细辛、白芷、雄黄、苍术、没药、乳香、川椒各等分，研为细末，每支药条掺药 6 克。

常见灸法有哪些

临床常见的有艾炷灸、艾条灸、温针灸和温灸器灸。

艾炷灸

将艾炷置于腧穴皮肤上施灸的方法称为艾炷灸。艾炷灸可分为直接灸和间接灸两种。

（1）直接灸　指将艾炷直接放在腧穴皮肤上施灸的方法。根据施灸后有无烧伤化脓，可将直接灸分为化脓灸和非化脓灸。化脓灸疼痛剧烈，非化脓灸容易烫伤患者，因此在临床较少使用。

非化脓灸：将腧穴皮肤处涂以少量的大蒜汁或医用凡士林或少量清水后，将小艾炷放置于腧穴上点燃，当艾炷燃剩 2/5～1/4，或患者感觉局部有灼痛时，要立即取下燃烧的艾炷，更换新的小艾炷，重复前面操作，一般应灸至腧穴局部皮肤呈现红晕而不起泡为度，又称非瘢痕灸。

（2）间接灸　又称为隔物灸、间隔灸、间接灸，是在艾炷与腧穴皮肤之间衬垫某些药物而施灸的一种方法，具有艾灸与药物的双重作用。常用的间接灸方法包括隔姜灸、隔蒜灸、隔盐灸、隔附子饼灸等。

① 隔姜灸：选择合适的生姜段，将其切成直径 2～3 厘米、厚 0.2～0.3 厘米的生姜片，中间用针戳出多个小孔。选取适宜的体位，充分暴露需要施灸的腧穴。先将准备好的姜片放置在穴位上，再将艾炷放置于姜片中心，点燃艾炷尖端，使其燃烧。如果患者感觉局部灼热疼痛不能耐受，可用镊子将姜片一侧夹住端起，稍待片刻，重新放下再灸。艾炷燃尽后，除去艾灰，更换艾炷依前法再灸。如果姜片焦干萎缩，应更换新的姜片。一般每穴灸 6～9 壮，至局部皮肤潮红而不起泡为度。此法多用于治疗外感表证和虚寒性疾病，如感冒咳嗽、风寒湿痹、呕吐、泄泻、腹痛等。

② 隔蒜灸：选用独头蒜，切成厚 0.2～0.3 厘米的蒜片，中间用针戳出多个小孔。隔蒜灸的操作方法与隔姜灸基本相同，每穴灸 5～7 壮。隔蒜灸具有消肿解毒、止痛、散结的功能，多用于治疗阴疽流注、疮色发白、不红不痛、不化脓者，疮疗痈毒、乳痈未溃者，也可用于治疗虫、蛇咬伤和蜂、蝎蜇伤。

③ 隔盐灸：选取适宜的体位，充分暴露需要施灸的腧穴，取纯净干燥的食盐适量，将脐窝填平，脐窝比较浅的患者，填盐时可适当高出皮肤，增加盐的厚度，以免烫伤。也可于盐上再放置一姜片。将艾炷放置于盐上（或姜片上），点燃艾炷尖端，使其燃烧。如果患者感觉局部灼热疼痛不能耐受，用镊子将残余的艾炷夹走，更换新的艾炷。重复上述操作，一般灸 5～9 壮（图 3-18）。本法有回阳、救逆、固脱之功，多用于急性寒性腹痛、吐泻、痢疾、小便不利、中风脱证等。

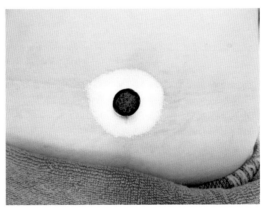

图 3-18　隔盐灸

艾条灸

用点燃的艾条在腧穴皮肤上施灸的方法称为艾条灸。常用的艾条灸有温和灸、雀啄灸和回旋灸。

（1）温和灸　选取适宜体位，充分暴露待灸腧穴。将艾条一端点燃，距腧穴皮肤 2～3 厘米处进行熏烤，艾条与施灸部位保持相对固定。若患者感觉太烫可加大艾炷与皮肤的距离。以局部皮肤出现红晕、有温热感而无灼痛为度，一般每穴灸 5～15 分钟（图 3-19）。

（2）雀啄灸　将艾条一端点燃，像麻雀啄米样一上一下移动，使艾条燃烧端与皮肤的距离远近不一。动作要匀速，起落幅度应大小一致，反复操作。灸至皮肤出现红晕、有温热感而无灼痛为度，一般灸 5～15 分钟（图 3-20）。

（3）回旋灸　将艾条一端点燃，与施灸部位的皮肤保持相对固定的距离，一般在 3 厘米左右，进行左右平行移动或反复旋转施灸，动作要匀速。灸至皮肤出现红晕、有温热感而无灼痛为度，一般灸 5～15 分钟（图 3-21）。

值得注意的是，在艾条灸的过程中，若遇到孩童和皮肤知觉减退的患者，医生可将食、中指两指置于施灸部位两侧，通过医生手指的感觉来预测患者的受热情况，以及时调整距离，避免烫伤。

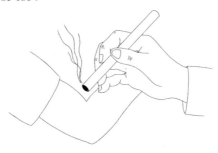

图 3-19　温和灸

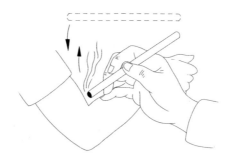

图 3-20　雀啄灸

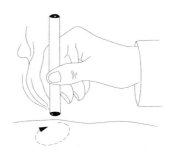

图3-21 回旋灸

温针灸

温针灸是将针刺与灸法结合使用的一种方法，适用于既需要留针又需要施灸的疾病。具体操作方法：先准备2厘米长的艾条数段，将一端中心扎一小孔，深1~1.5厘米。也可选用艾绒，但因艾条段使用方便，现在临床多用艾条段。

选取适宜体位，充分暴露待灸腧穴。选用直径稍粗（一般为0.3毫米）的针灸针，直刺进针，针刺得气后，将艾条段有孔的一端插套在针柄上，点燃艾条段。当艾条段燃尽，把艾灰掸落在容器中，重新插套上新的艾条段，每穴每次可施灸1~3壮。侍针柄冷却后出针（图3-22）。

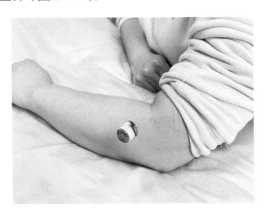

图3-22 温针灸

温灸器灸

随着人们对健康的愈发重视，灸法这一自然疗法日益被大众所接受。艾灸的广泛应用使各种各样的温灸器具层出不穷、五花八门。目前常用的温灸器具一般内部中空，可将艾条插入或放置其中，市场上多有售。温灸器灸相对温和，多用于女性、儿童和惧怕灸法者。

灸感与灸量是指标

灸感

灸感是施灸过程中人体出现的特殊感知和反应，包括局部及全身性的感觉。除此以外，还包括施灸后可以被肉眼观察到的变化，如红晕、出汗、肌肉跳动等。

① 透热：即艾灸的热度从施灸处皮肤表面向深部组织穿透，甚至达到胸腹腔脏器。例如灸神阙时，能感觉到整个腹部都温暖起来，胃肠蠕动增加。

② 扩热：即艾灸的热度以施灸处为中心向周围扩散。例如灸命门穴时，能感觉热量除向深部组织穿透外，还会向腰两侧扩散。

③ 传热：即艾灸的热度从施灸处开始向远部传导。例如灸八髎穴时，热量可沿膀胱经传导至大腿，甚至传到脚底。

④ 施灸部位不热或微热，而远离施灸的部位发热。例如灸肩部小肠经上的几个穴时，能感觉到手臂、背部发热。

⑤ 施灸部位的皮肤不热或微热，而皮肤下深部组织，甚至胸腹腔脏器感觉发热。例如灸肾俞穴时，腹腔、肾脏有温暖的感觉。

⑥ 施灸部位或远离施灸部位产生酸、麻、胀、痛、痒、冷、热、风、寒、凉、肌肉跳动等感觉，也称为热敏灸感。如有些人灸三阴交穴时，脚底会发冷，就像有风吹过，丝丝凉气在脚趾间游走。

灸量

灸量是指施灸时所达到的温热效应的程度。灸量是由艾灸刺激强度、持续时间和施灸的频次决定的。

那么如何选择合适的灸量呢？一般来讲，灸量要根据患者的年龄、体质、病情、腧穴位置灵活选用，才能达到理想的效果。例如年轻力壮、疾病初起的患者灸量宜大，年老体弱、久病体虚的患者灸量宜小。腰腹以下、皮肉较厚的地方灸量宜大，头胸四肢、皮肉浅薄处灸量宜小。元气欲散、四肢厥冷的患者灸量宜大，风寒湿痹、上实下虚的患者灸量宜小。慢性病患者，可2~3天施灸一次，灸量宜大；急症患者可每天施灸1~3次，灸量宜小。

哪些疾病用灸法效果好

灸法的作用

（1）疏风解表、温散寒邪　用于因寒邪所致、偏于阳虚的各种病证，如风寒感冒、脘腹冷痛、久痢、久泻等疾病。

（2）温经通络、行气活血　用于各种原因影响气血运行，导致经络受阻而出现的症状或一系列功能障碍，如寒凝气滞、风寒湿痹阻经脉等所致痹证及痛证。

（3）回阳固脱、升阳举陷　灸法能够温补虚脱之阳气，可促进人体阳气的恢复以及下垂的脏器功能位置的恢复。

（4）拔毒泄热、消瘀散结　对于乳痈初起、颈部淋巴结结核、疖肿未化脓者有一定疗效。

（5）防病保健、延年益寿　灸法可以激发人体的正气，促进新陈代谢，增强人的抗病能力，有防病保健、延年益寿的作用。一些具有补益效果的腧穴，如中脘、关元、气海、命门、肾俞、足三里均可用来进行保健灸。

灸法的作用机制

现代研究认为艾燃烧时的火光具有近红外辐射作用，能够被人体吸收利用，促使皮下深层温度上升，能够促进局部组织的血液、淋巴循环，增强新陈代谢。此外，艾灸可以增加免疫球蛋白和白细胞的数量，增强巨噬细胞的吞噬功能，提高人体的免疫力。

灸法的适应证

① 治疗寒凝血滞、经络痹阻引起的风寒湿痹、痛经、经闭、寒疝腹痛等。

② 外感风寒表证及中焦虚寒引起的呕吐、腹痛、泄泻等，脾肾阳虚、气血虚弱以及元气暴脱引起的呕吐、久泻、久痢、遗尿、崩漏、遗精、阳痿、早泄、眩晕、贫血、闭经、虚脱、休克等。

③ 治疗气虚下陷、脏器下垂引起的胃下垂、肾下垂、子宫脱垂、脱肛等。

④ 气逆上冲引起的脚气冲心、肝阳上升之证。

⑤ 外科疮疡初起及淋巴结结核等。

⑥ 灸法有促进愈合、生肌长肉的作用，可用于外伤或疮疡久溃不愈。

灸法禁忌需牢记

① 要注意施灸的顺序，一般是先灸上部，后灸下部，先灸阳部（背部、四肢外侧），后灸阴部（胸腹部、四肢内侧）；壮数是先少后多，艾炷是先小后大。但在特殊情况下，则可酌情施灸。如脱肛时，可先灸长强以收肛，后灸百会以举陷。

② 皮薄肉少部位、筋肉结聚之处、大血管处、心前区、妊娠期妇女的腰骶部和下腹部、乳头部和阴部及睾丸等部位不能进行艾灸。

③ 极度疲劳、过饥或过饱、酒醉、大汗淋漓、情绪不稳者，对灸法恐惧者，经期妇女，急性传染病、高热、昏迷、抽搐、身体极度消瘦衰竭、精神病患者等，暂时不适合使用灸法，应待异常情况解除后方可进行艾灸。

④ 对实热证、阴虚发热者，如高血压危象、肺结核晚期、大量咯血、呕吐、严重贫血、急性传染病、皮肤痈疽疔疮并有发热等，一般均不适宜灸法治疗。

⑤ 艾灸后出现水泡：水泡较小时，注意不要擦破，任其自然吸收；水泡较大时，可用消毒毫针紧贴水泡边缘，与皮肤保持水平方向刺破水泡，放出水液，或用注射器抽出水液，再涂以碘伏消毒，并以纱布包裹。如因护理不当并发感染，灸疮脓液呈黄绿色或有渗血现象者，应及时就诊。如果艾灸时间较长、灸量较大，患者出现口干舌燥，可予温开水缓缓饮下。

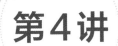

第4讲

内科病证的
针灸治疗

感冒

【概述】感冒是以鼻塞、流涕、恶寒发热、咳嗽、头痛、全身不适等为主要特征的常见外感疾病，又称"伤风"。全年均可发病，尤以冬、春两季多见，以风邪为主因。本病病位在肺卫，基本病机为卫表失和，肺失宣肃。

【主要症状】鼻塞、流涕、恶寒发热、咳嗽、头痛、周身酸楚不适。治宜祛风解表。

证型	辨证要点
风寒证	恶寒重，发热轻，肢体酸痛，痰液清稀色白。苔薄白，脉浮或浮紧
风热证	发热重，恶寒轻，咳痰黄而黏。苔薄黄，脉浮数
暑湿证	汗出不畅，头昏重胀痛，恶心不适，大便溏泻。苔薄黄而腻，脉濡数

【穴位】取手太阴、手阳明、督脉穴为主。

主穴	列缺、合谷、风池、大椎
风寒证	主穴 + 外关、风门、肺俞
风热证	主穴 + 曲池、尺泽
暑湿证	主穴 + 足三里、中脘

【操作步骤】所有穴位均要浅刺。体位：侧卧位。

主穴

列缺 定位：两手虎口自然平直交叉，一手食指按在另一手桡骨茎突（腕后拇指侧高突处）上，食指指尖下即为此穴。

列缺

操作：直刺或斜刺 0.5～1 寸，留针 20～30 分钟。

合谷 定位：在手背，第1、2掌骨间，当第2掌骨桡侧的中点处。

快速取穴：以一手的拇指指间关节横纹，放在另一手拇指、食指之间的趾蹼缘上，当拇指尖下即为此穴。

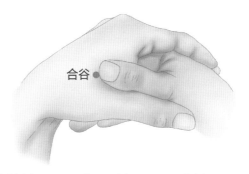

操作：直刺或斜刺 0.5～1 寸，留针 20～30 分钟。

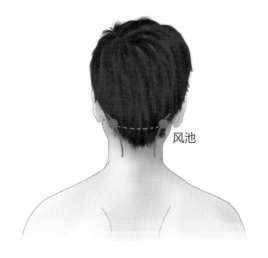

风池

风池 定位：在颈后区，枕骨之下，胸锁乳突肌上端与斜方肌之间的凹陷中。

快速取穴：正坐，后头骨下两条大筋外缘凹陷中，与耳垂平齐处。

操作：针尖微向下，向鼻尖方向斜刺 0.8～1.2 寸或平刺透风府穴（见第 175 页）（请扫二维码观看针刺视频），留针 20～30 分钟。

大椎 定位：脊柱区，第 7 颈椎棘突下，后正中线上。

快速取穴：低头时项背交界的最高处是第 7 颈椎棘突，其下方的凹陷即为大椎穴。

操作：直刺或斜刺 0.5～1 寸，留针 20～30 分钟。

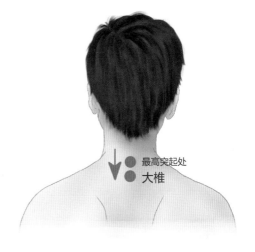

最高突起处
大椎

风寒证：主穴+外关、风门、肺俞

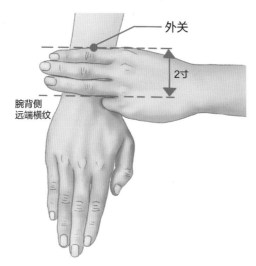

外关

肺背侧
远端横纹

2寸

外关 定位：在前臂后区，腕背侧远端横纹上2寸（3横指），尺骨与桡骨（两大骨）间隙中点。

操作：直刺或斜刺0.5～1寸，留针20～30分钟。

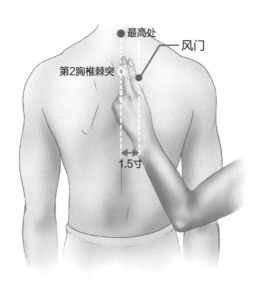

最高处

第2胸椎棘突

风门

1.5寸

风门 定位：在背部，当第2胸椎棘突下，后正中线旁开1.5寸。

快速取穴：低头时项背交界的最高处是第7颈椎棘突，向下数2个椎体，其下缘旁开2横指。

操作：斜刺0.5～0.8寸，不宜深刺以免伤及内部重要脏器。留针20～30分钟。

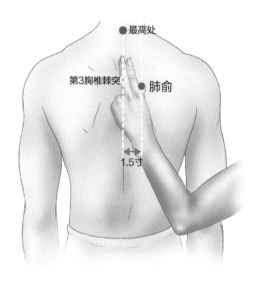

肺俞 定位：在背部，第3胸椎棘突下，后正中线旁开1.5寸。

快速取穴：低头时项背交界的最高处是第 7 颈椎棘突，向下数 3 个椎体，其下缘旁开 2 横指。

操作：斜刺 0.5～0.8 寸，不宜深刺以免伤及内部重要脏器。留针 20～30 分钟。

风热证：主穴+曲池、尺泽

曲池 定位：在肘横纹外侧端，屈肘，当尺泽（见第 42 页）与肱骨外上髁连线中点。

操作：直刺或斜刺 0.5～1 寸，留针 20～30 分钟。

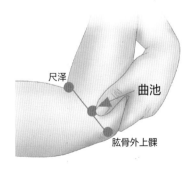

尺泽　定位：在肘横纹中，肱二头肌腱桡侧凹陷处。

快速取穴：手掌向上，肘部稍弯曲，在肘弯正中可摸到一条粗大的筋腱（肱二头肌腱），这条大筋外侧（拇指侧）的肘弯横纹凹陷处即为此穴。

操作：直刺或斜刺0.5～1寸，留针20～30分钟。

尺泽

暑湿证：主穴+足三里、中脘

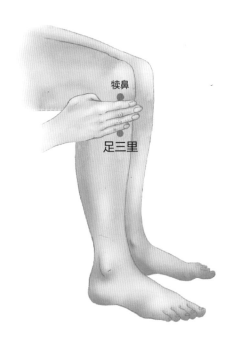

犊鼻

足三里

足三里　定位：小腿前外侧，当犊鼻下3寸（约4横指），胫骨前嵴外1横指处。

快速取穴：站立弯腰，用同侧手虎口围住髌骨上外缘，其余4指向下，中指指尖处即为此穴。

操作：直刺或斜刺0.5～1寸，留针20～30分钟。

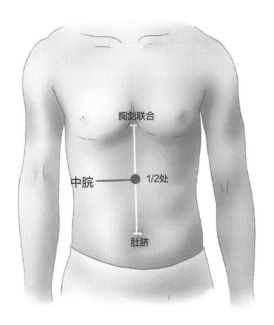

胸剑联合

中脘 ●1/2处

肚脐

中脘 定位：在上腹部，胸剑联合与脐中线连线中点。

操作：直刺或斜刺 0.5～1 寸，留针 20～30 分钟。

【医师叮嘱】针刺需专业人员操作，请谨慎操作。针刺强度以患者能接受为度。

① 针刺治疗感冒效果较好，若患者症状加重，应采取综合治疗。

② 保持室内通风。

咳嗽

【概述】咳嗽是指肺失宣降，肺气上逆作声，咳吐痰液而言，为肺系疾患的主要症状之一。"咳"指有声无痰；"嗽"指有痰无声，临床一般多声、痰并见，故并称咳嗽。外感咳嗽为六淫外邪侵袭于肺；内伤咳嗽为脏腑功能失调累于肺。本病病位在肺，基本病机是肺失宣降。

【主要症状】以咳逆有声，或伴咳痰为主要表现。治宜理肺止咳。

证型	辨证要点
外感咳嗽	咳痰薄白或黏黄，恶寒发热
内伤咳嗽	无外感病因引发的咳嗽

【穴位】取肺的背俞穴、募穴及手太阴肺经穴为主。

外感咳嗽	肺俞、列缺、合谷
内伤咳嗽	肺俞、太渊、膻中

【操作步骤】体位：坐位。

外感咳嗽

肺俞 定位：在背部，第3胸椎棘突下，后正中线旁开1.5寸。

快速取穴：低头时项背交界的最高处是第7颈椎棘突，向下数3个椎体，其下缘旁开2横指。

操作：肺俞不可直刺、深刺，以免损伤内脏；斜刺0.5～0.8寸，留针20～30分钟。用泻法。

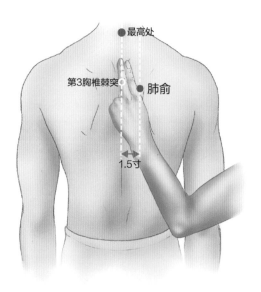

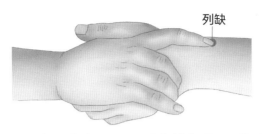

列缺 定位：两手虎口自然平直交叉，一手食指按在另一手桡骨茎突（腕后拇指侧高突处）上，食指指尖下即为此穴。

操作：直刺或斜刺 0.5～1 寸，留针 20～30 分钟。用泻法。

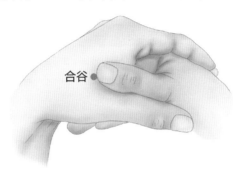

合谷 定位：在手背，第1、2掌骨间，当第2掌骨桡侧的中点处。

快速取穴：以一手的拇指指间关节横纹，放在另一手拇指、食指之间的趾蹼缘上，当拇指尖下即为此穴。

操作：直刺或斜刺 0.5～1 寸，留针 20～30 分钟。用泻法。

内伤咳嗽

肺俞 定位：在背部，第3胸椎棘突下，后正中线旁开1.5寸。

快速取穴：低头时项背交界的最高处是第 7 颈椎棘突，向下数 3 个椎体，其下缘旁开 2 横指。

操作：肺俞不可直刺、深刺，以免损伤内脏；斜刺 0.5～0.8 寸，留针 20～30 分钟。平补平泻法或补法。

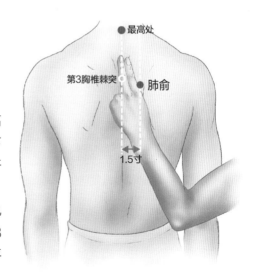

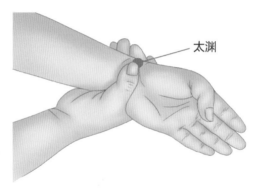

太渊　定位：在腕掌侧横纹桡侧，桡动脉搏动处。

操作：注意避开桡动脉，直刺0.3寸，留针20～30分钟。平补平泻法或补法。

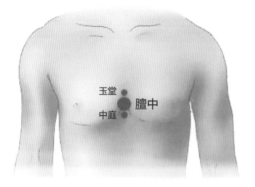

玉堂　膻中

中庭

膻中　定位：在胸部，两乳头连线中点，横平第4肋间。

操作：平刺0.3～0.5寸（请扫二维码观看针刺视频），留针20～30分钟。

【医师叮嘱】针刺需专业人员操作，请谨慎操作。针刺强度以患者能接受为度。

①针刺对本病发病初期比较有效果。

②积极进行心肺功能锻炼，提高机体免疫力。戒烟对本病恢复有重要意义。

哮喘

【概述】哮喘是一种发作性的痰鸣气喘疾患，发作时喉中痰鸣有声，呼吸气喘困难，甚则喘息不能平卧。"哮"为呼吸急促，喉间哮鸣；"喘"为呼吸困难，甚则张口抬肩，鼻翼扇动。临床上哮必兼喘，喘未必兼哮。本病有反复发作的特点，可发于任何年龄和季节，尤以寒冷季节和气候骤变时多发。本病病位在肺，基本病机是痰气搏结，壅阻气道，肺失宣降。

【主要症状】呼吸急促，喉中痰鸣，甚则张口抬肩，鼻翼扇动，不能平卧。治宜止哮平喘。

证型	辨证要点
实证	病程短，哮喘声高气粗，呼吸深长有余，以深呼为快。苔薄，脉浮
虚证	病程长，哮喘声低气怯，动则喘甚，呼吸短促难续，以深吸为快。舌淡，脉沉细或细数

【穴位】以肺的背俞穴、募穴、原穴为主。

主穴	肺俞、太渊、定喘、膻中
实证	主穴 + 尺泽、鱼际
虚证	主穴 + 肾俞

【操作步骤】常规针刺。体位：坐位。

主穴

肺俞 定位：在背部，第3胸椎棘突下，后正中线旁开1.5寸。

快速取穴：低头时项背交界的最高处是第7颈椎棘突，向下数3个椎体，其下缘旁开2横指。

操作：肺俞不可直刺、深刺，以免损伤内脏；斜刺0.5~0.8寸，留针20~30分钟。

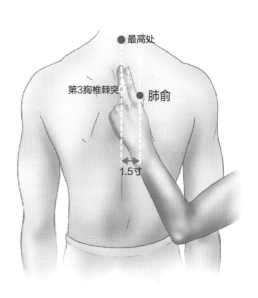

太渊 定位：在腕掌侧横纹桡侧，桡动
脉搏动处。

操作：注意避开桡动脉，直刺0.3
寸，留针20～30分钟。

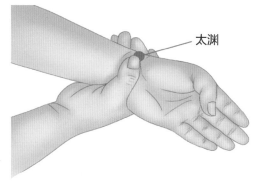

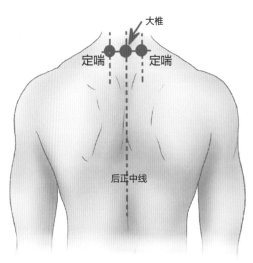

定喘 定位：在背部，第7颈椎棘突
下，后正中线旁开0.5寸。

快速取穴：低头，项背交界最高
处（第7颈椎棘突），其
下缘（大椎穴）旁开半
横指处。

操作：直刺或斜刺0.5～1寸，
留针20～30分钟。

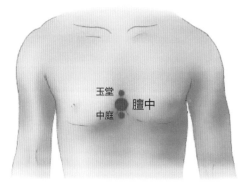

膻中 定位：在胸部，两乳头连线中点，横平第4肋间。

操作：平刺0.3～0.5寸（请扫二维码观看针刺视频），留针20～30分钟。

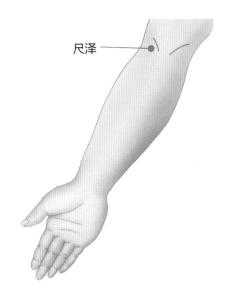

尺泽 定位：在肘横纹中，肱二头肌腱桡侧凹陷处。

快速取穴：手掌向上，肘部稍弯曲，在肘弯正中可摸到一条粗大的筋腱（肱二头肌腱），这条大筋外侧（拇指侧）的肘弯横纹凹陷处即为此穴。

操作：直刺或斜刺 0.5～1 寸，留针 20～30 分钟。

鱼际 定位：在第1掌指关节后，约当第1掌骨中点桡侧赤白肉际处。

操作：直刺或斜刺 0.5～1 寸，留针 20～30 分钟。

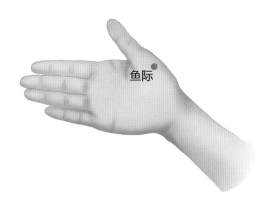

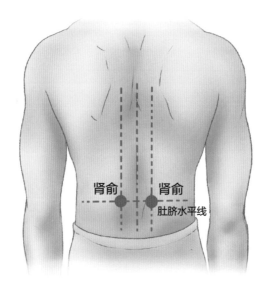

肾俞 定位：在腰部，当第2腰椎棘突下，后正中线旁开1.5寸。

快速取穴：肚脐水平线与脊柱相交处旁开2横指处。

操作：直刺或斜刺0.5~1寸，留针20~30分钟。

【医师叮嘱】针刺需专业人员操作，请谨慎操作。针刺强度以患者能接受为度。

①哮喘常与多种疾病一起发作，需要积极治疗引发疾病。

②过敏性哮喘患者应避开过敏原。

中风

【概述】中风是以突然昏倒、不省人事，伴口角歪斜、语言不利、半身不遂为主要表现的病证。本病病位在脑。本病病机复杂，但归纳起来，急性期以风、火、痰、瘀等标实证候为主；恢复期及后遗症期则表现为虚实夹杂或本虚之证。基本病机为气血逆乱，上犯于脑，清窍闭塞。

【主要症状】

病程	辨证要点	治法
急性期	半身不遂，语言不利，口角歪斜而无意识障碍	醒脑开窍，疏通经络
恢复期	神志渐清，以肢体功能障碍为主	疏通经络，调和气血

【穴位】

病程	取穴	穴位
急性期	以督脉、手厥阴、少阴经穴为主	水沟、内关、极泉、尺泽、委中、三阴交
恢复期	以手、足阳明经穴为主	主穴：百会、风池、手三里、合谷、足三里、尺泽、内关、大陵、血海、阴陵泉、三阴交、太冲 口歪：主穴+地仓、颊车 失语：主穴+哑门、廉泉 流涎：主穴+承浆

【操作步骤】穴位常规针刺。体位：侧卧位。

急性期

水沟

水沟 定位：在面部，在人中沟上1/3与中1/3交点处。
操作：水沟用雀啄法，以眼球湿润为度。

内关 定位：在前臂掌侧，曲泽与大陵连线上，腕掌侧横纹上2寸，掌长肌腱与桡侧腕屈肌腱之间。

快速取穴：腕掌侧横纹向上3横指，两条大筋之间即是。

操作：内关用捻转泻法（请扫二维码观看补泻手法视频），直刺0.5~1寸，留针20~30分钟。

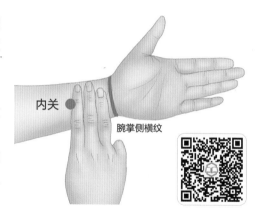

极泉 定位：上臂外展，在腋窝顶点，腋动脉搏动处。

操作：极泉在原穴位置下1寸心经上取穴，避开腋毛，直刺进针，用提插泻法（请扫二维码观看补泻手法视频），以上肢有麻胀感和抽动为度；留针20~30分钟。

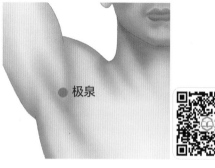

尺泽 定位：在肘横纹中，肱二头肌腱桡侧凹陷处。

快速取穴：手掌向上，肘部稍弯曲，在肘弯正中可摸到一条粗大的筋腱（肱二头肌腱），这条大筋外边（拇指侧）的肘弯横纹凹陷处即为此穴。

操作：直刺0.5~1寸，提插泻法（请扫二维码观看补泻手法视频），使肢体抽动；留针20~30分钟。

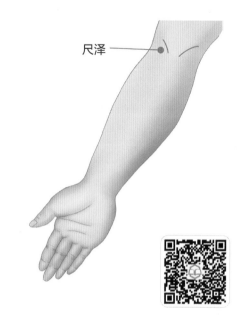

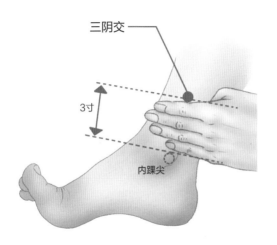

半腱肌肌腱

股二头肌肌腱

腘横纹

委中

委中 定位：在膝后区，腘横纹中点，股二头肌肌腱与半腱肌肌腱中间。

操作：直刺1～1.5寸，提插泻法（请扫二维码观看补泻手法视频），使肢体抽动；留针20～30分钟。

三阴交 定位：小腿内侧，足内踝尖上3寸（4横指），胫骨内侧后缘。

操作：用提插补法（请扫二维码观看补泻手法视频），直刺或斜刺0.5～1寸；留针20～30分钟。

三阴交

3寸

内踝尖

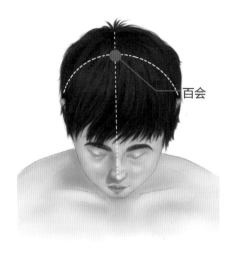

百会

百会 定位：在头部，两耳尖连线与头顶正中线相交处。

操作：平刺 0.5～0.8 寸（请扫二维码观看针刺视频），留针 20～30 分钟。

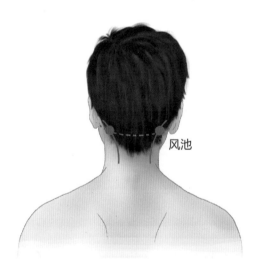

风池

风池 定位：在颈后区，枕骨之下，胸锁乳突肌上端与斜方肌之间的凹陷中。

快速取穴：正坐，后头骨下两条大筋外缘凹陷中，与耳垂平齐处。

操作：针尖微向下，向鼻尖方向斜刺 0.8～1.2 或平刺透风府穴（见第 175

页），留针 20～30 分钟。

手三里 定位：在前臂背面外侧，阳溪（见第121页）与曲池（见第41页）连线上，肘横纹下2寸（3横指）。

操作：直刺0.5～1.2寸，留针20～30分钟。

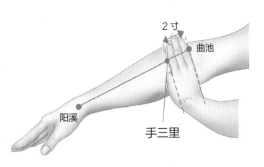

合谷 定位：在手背，第1、2掌骨间，当第2掌骨桡侧的中点处。

快速取穴：以一手的拇指指间关节横纹，放在另一手拇指、食指之间的趾蹼缘上，当拇指尖下即为此穴。

操作：直刺或斜刺0.5～1寸，留针20～30分钟。

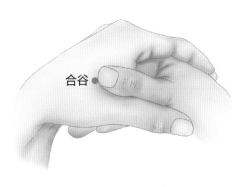

足三里 定位：小腿前外侧，当犊鼻下3寸（约4横指），胫骨前嵴外1横指处。

快速取穴：站立弯腰，用同侧手虎口围住髌骨上外缘，其余4指向下，中指指尖处即为此穴。

操作：直刺或斜刺0.5～1寸，留针20～30分钟。

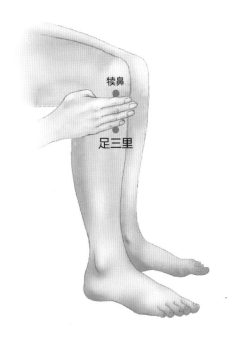

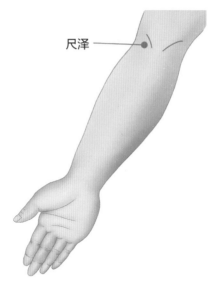

尺泽

尺泽 定位：在肘横纹中，肱二头肌腱桡侧凹陷处。

　　快速取穴：手掌向上，肘部稍弯曲，在肘弯正中可摸到一条粗大的筋腱
　　　　　　　（肱二头肌腱），这条大筋外侧（拇指侧）的肘弯横纹凹陷处即为
　　　　　　　此穴。

　　操作：直刺或斜刺 0.5~1 寸，留针 20~30 分钟。

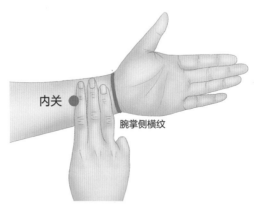

内关

腕掌侧横纹

内关 定位：在前臂掌侧，曲泽与大陵连线上，腕掌侧横纹上2寸，掌长肌腱与桡
　　　　　侧腕屈肌腱之间。

　　快速取穴：腕掌侧横纹向上 3 横指，两条大筋之间即是。

　　操作：内关用捻转泻法（请扫二维码观看补泻手法视频），直刺 0.5~1 寸，
　　　　　留针 20~30 分钟。

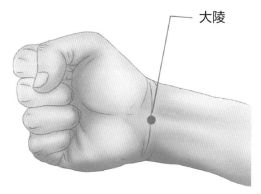

大陵 定位：在腕掌侧横纹中点，当掌长肌腱与桡侧腕屈肌腱之间。

快速取穴：微微屈手腕握拳，在腕掌侧横纹上，中间两条大筋之间。

操作：直刺 0.3～0.5 寸，留针 20～30 分钟。

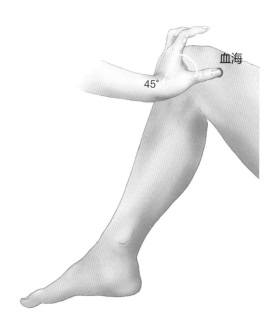

血海 定位：屈膝，在大腿内侧，髌底内侧端上2寸，当股四头肌内侧头的隆起处。

快速取穴：在大腿内侧，左（右）手掌心对准右（左）膝盖骨上缘，第
2～5 指向上伸直，拇指与其余四指成 45° 倾斜角，拇指尖下即为
此穴。

操作：直刺1～1.5 寸，留针 20～30 分钟。

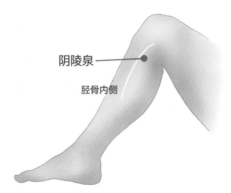

阴陵泉

胫骨内侧

阴陵泉 定位：小腿内侧，胫骨内侧髁后下方凹陷处。

快速取穴：用食指沿小腿内侧骨内缘向上推，抵膝关节下，胫骨向内上弯曲凹陷处即是。

操作：直刺或斜刺1.5～2寸，留针20～30分钟。

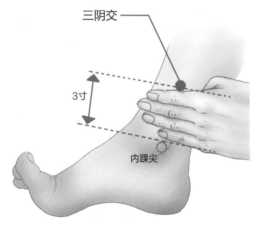

三阴交

3寸

内踝尖

三阴交 定位：小腿内侧，足内踝尖上3寸（4横指），胫骨内侧后缘。

操作：用提插补法（请扫二维码观看补泻手法视频），直刺或斜刺0.5～1寸；留针20～30分钟。

太冲 定位：在足背，第1、2跖骨结合部之前的凹陷中。

快速取穴：在足背，沿第1、第2趾间横纹向足背上推，感到有一凹陷处即为太冲穴。

操作：直刺或斜刺0.5～1寸，留针20～30分钟。

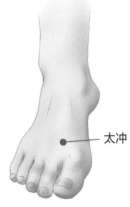

太冲

口歪：主穴+地仓、颊车

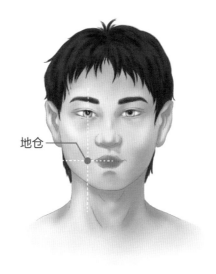

地仓

地仓　定位：在面部，口角外侧，瞳孔直下。

操作：沿皮向外横刺 1～1.5 寸，透刺颊车（请扫二维码观看进针视频），留针 20～30 分钟。

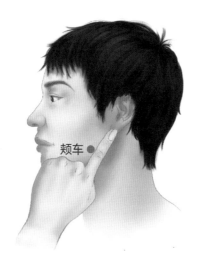

颊车

颊车　定位：在面部，咀嚼时咬肌隆起处，按之凹陷处。

快速取穴：在面部，下颌角前上方 1 横指（中指）处。

操作：直刺 0.3～0.5 寸，可以沿皮刺向地仓（请扫上方二维码观看进针视频），留针 20～30 分钟。

失语：主穴＋哑门、廉泉

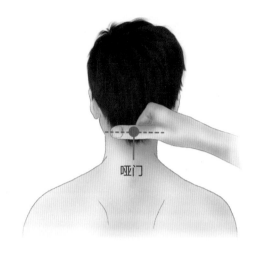

哑门 定位：在项部，后发际正中直上0.5寸（半横指），第1颈椎下。

操作：向下颌方向针刺0.5～1寸（请扫二维码观看针刺视频），不可向上针刺，留针20～30分钟。

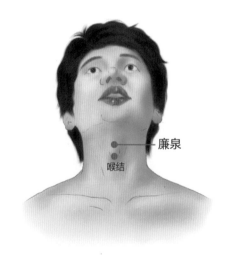

廉泉 定位：在颈部，前正中线上，喉结上方，舌骨上缘凹陷处。

操作：针尖向舌根斜刺1.5寸（请扫二维码观看针刺视频），留针20～30分钟。

流涎：主穴+承浆

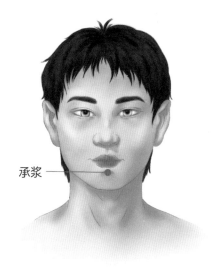

承浆

承浆 定位：在面部，颏唇沟的正中凹陷处。

操作：斜刺 0.3～0.5 寸，留针 20～30 分钟。

【医师叮嘱】针刺需专业人员操作，请谨慎操作。针刺强度以患者能接受为度。

①针刺对于中风疗效较好，尤其对于神经功能的康复有显著疗效。

②中风患者应注意防治褥疮，保持呼吸通畅。

眩晕

【概述】眩晕是以头晕目眩、视物旋转为主要表现的一种病证，又称"头眩""掉眩""风眩"等。本病病位在脑，其基本病机，虚证是气血虚衰、清窍失养，实证多与风、火、痰、瘀扰乱清窍有关。

【主要症状】以头晕目眩、视物旋转为主要表现。

证型	辨证要点	治法
实证	眩晕耳鸣，烦躁易怒；或头闷，苔白腻；或眩晕头痛，舌暗有瘀斑，脉涩或细涩	平肝潜阳，和胃化痰
虚证	眩晕时间久，神疲乏力，睡眠少，健忘，舌淡苔薄，脉细弱	补益气血，益精填髓

【穴位】取督脉、足厥阴、足阳明经穴为主。

证型	取穴	穴位
实证	取督脉、足厥阴、足阳明经穴为主	百会、风池、太冲、内关、丰隆
虚证	取督脉穴及肝、肾的背俞穴为主	百会、风池、肾俞、肝俞、足三里

【操作步骤】穴位常规针刺。

实证

百会 定位：在头部，两耳尖连线与头顶正中线相交处。

操作：平刺0.5～0.8寸，留针20～30分钟（请扫二维码观看进针视频）。

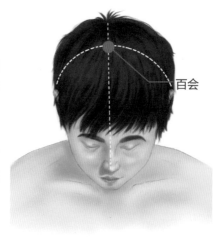

百会

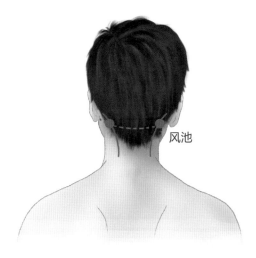

风池

风池 定位：在颈后区，枕骨之下，胸锁乳突肌上端与斜方肌之间的凹陷中。

快速取穴：正坐，后头骨下两条大筋外缘凹陷中，与耳垂平齐处。

操作：针尖微向下，向鼻尖方向斜刺 0.8～1.2 或平刺透风府穴（请扫二维码
观看进针视频），留针 20～30 分钟。

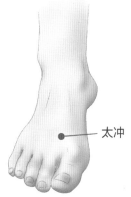

太冲 定位：在足背，第1、2跖骨结合部之前的凹陷中。

快速取穴：在足背，沿第1、第2趾间横纹向足背上
推，感到有一凹陷处即为太冲穴。

操作：直刺或斜刺 0.5～1 寸，留针 20～30 分钟。

太冲

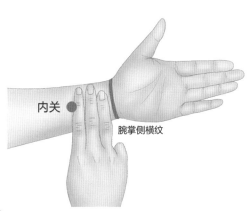

内关 定位：在前臂掌侧，曲泽与大陵
连线上，腕掌侧横纹上2
寸，掌长肌腱与桡侧腕屈
肌腱之间。

快速取穴：腕横纹向上 3 横指，
两条大筋之间即是。

操作：直刺或斜刺 0.5～1 寸，
留针 20～30 分钟。

内关

腕掌侧横纹

丰隆　定位：在小腿前外侧，外踝尖上8寸，
　　　　距胫骨前缘2横指。

　　　快速取穴：屈膝，在犊鼻与外踝尖之间
　　　　连一条线，在线的中点处即是。

　　　操作：直刺或斜刺0.5～1寸，留针
　　　　20～30分钟。

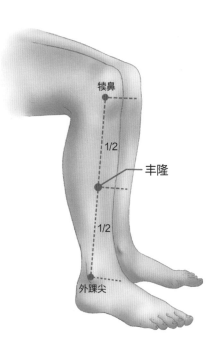

犊鼻

1/2

丰隆

1/2

外踝尖

虚 证

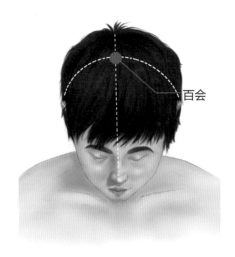

百会

百会　定位：在头部，两耳尖连线与头顶正中线相交处。

　　　操作：平刺0.5～0.8寸（请扫二维码观看针刺视频），留针20～30分钟。

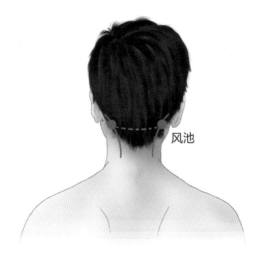

风池 定位：在颈后区，枕骨之下，胸锁乳突肌上端与斜方肌之间的凹陷中。

快速取穴：正坐，后头骨下两条大筋外缘凹陷中，与耳垂平齐处。

操作：针尖微向下，向鼻尖方向斜刺0.8～1.2或平刺透风府穴（见第175页）（请扫二维码观看进针视频），留针20～30分钟。

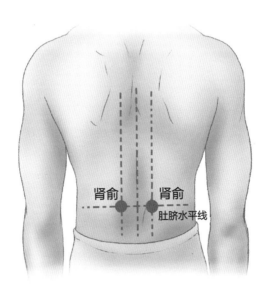

肾俞 定位：在腰部，第2腰椎棘突下凹陷中，后正中线旁开1.5寸。

快速取穴：肚脐水平线与脊柱相交处旁开2横指处。

操作：直刺或斜刺0.5～1寸，留针20～30分钟。

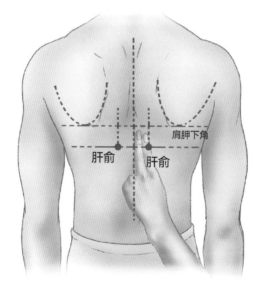

肝俞 定位：在背部，第9胸椎棘突下凹陷中，后正中线旁开1.5寸。

快速取穴：肩胛下角水平线与脊柱相交处（第7胸椎棘突），往下推2个椎体，其下缘旁开2横指处。

操作：直刺或斜刺0.5～1寸，留针20～30分钟。

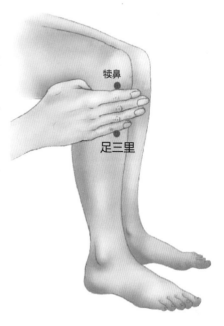

足三里 定位：小腿外侧，当犊鼻下3寸（约4横指），胫骨前嵴外1横指处。

快速取穴：站立弯腰，用同侧手虎口围住髌骨上外缘，其余4指向下，中指指尖处即为此穴。

操作：直刺或斜刺0.5～1寸，留针20～30分钟。

【医师叮嘱】针刺需专业人员操作，请谨慎操作；针刺强度以患者能接受为度；治疗期间应同时注意做相关检查，以确定病因。

胃痛

【概述】胃痛是指上腹胃脘部发生的疼痛，又称"胃脘痛"。古代文献中的"心痛""心下痛"，多指胃痛而言。本病病位在胃，基本病机为胃气失和、胃络不通或胃失温养。

【主要症状】上腹部胃脘疼痛。治宜和胃止痛。

证型	辨证要点
实邪犯胃	胃痛、胃胀突然发作，痛处拒按
脾胃亏虚	痛势不明显，痛处喜按

【穴位】取胃的募穴、下合穴为主。

主穴	中脘、足三里、内关
实邪犯胃	主穴 + 胃俞、梁丘
脾胃亏虚	主穴 + 脾俞、关元

【操作步骤】毫针常规针刺。

主穴

中脘 定位：在上腹部，胸剑联合与脐
中线连线中点。
操作：直刺0.5～1寸，留针20～
30分钟。

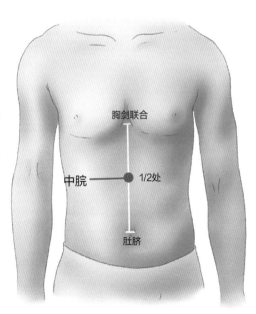

胸剑联合

中脘　●　1/2处

肚脐

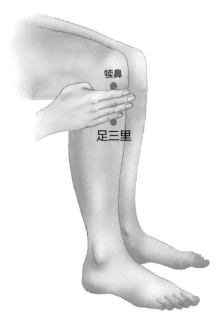

足三里 定位：小腿前外侧，当犊鼻下3寸（约4横指），胫骨前嵴外1横指处。

快速取穴：站立弯腰，用同侧手虎口围住髌骨上外缘，其余4指向下，中指指尖处即为此穴。

操作：直刺1～2寸，留针20～30分钟。

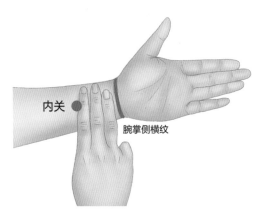

内关 定位：在前臂掌侧，曲泽与大陵连线上，腕掌侧横纹上2寸，掌长肌腱与桡侧腕屈肌腱之间。

快速取穴：腕掌侧横纹向上3横指，两条大筋之间即是。

操作：直刺或斜刺0.5～1寸，留针20～30分钟。

实邪犯胃：主穴+胃俞、梁丘

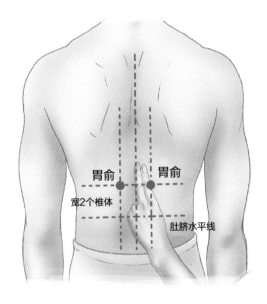

胃俞 定位：在背部，第12胸椎棘突下凹陷处，后正中线旁开1.5寸。

快速取穴：肚脐水平线与脊柱相交处，再向上推 2 个椎体，其下缘旁开 2 横指处。

操作：直刺或斜刺 0.5～1 寸，留针 20～30 分钟。

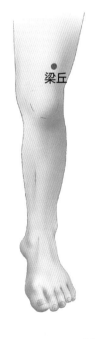

梁丘 定位：在股前区，当髂前上棘与髌底外侧端的连线上，髌底上2寸（3横指）。

快速取穴：下肢用力蹬直时，髌骨外上缘上方凹陷处。

操作：直刺 1～1.2 寸，留针 20～30 分钟。

脾胃亏虚：主穴+脾俞、关元

脾俞 定位：在背部，第11胸椎棘突下，后正中线旁开1.5寸。

快速取穴：肚脐水平线与脊柱相交处，再向上推3个椎体，其下缘旁开2横指处。

操作：直刺或斜刺0.5～1寸，留针20～30分钟。

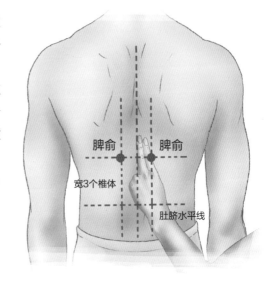

关元 定位：在下腹部，前正中线上，脐下3寸（4横指）。

操作：向下斜刺1.5～2寸，留针20～30分钟。

【医师叮嘱】针刺需专业人员操作；针刺强度以患者能接受为度。

①针灸对胃脘疼痛效果较好。

②平时注意饮食，忌食辛辣刺激食物，保持心情舒畅。

③虚者可艾灸。

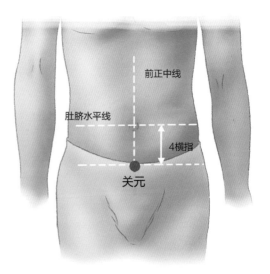

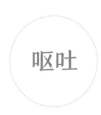

呕吐

【概述】呕吐是指胃气上逆，胃内容物从口中吐出的一种病证。常以有物有声谓之呕，有物无声谓之吐。本病病位在胃，基本病机为胃失和降、胃气上逆。

【主要症状】呕吐。治法：和胃止呕。

证型	辨证要点
实邪犯胃	发病急，呕吐量多，吐出物多酸臭
脾胃虚弱	病程较长，发病缓慢，吐出物不多，腐臭味不甚

【穴位】取足阳明胃经经穴及其背俞穴为主。

主穴	中脘、足三里、内关
实邪犯胃	主穴＋梁门、合谷
脾胃虚弱	主穴＋脾俞、胃俞

【操作步骤】毫针常规针刺。

主穴

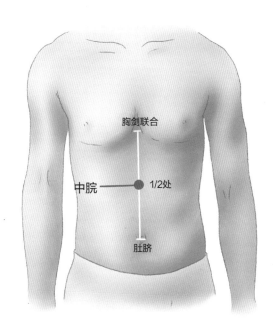

中脘 定位：在上腹部，胸剑联合
与脐中连线中点。
操作：直刺 0.5～1 寸，留针
20～30 分钟。

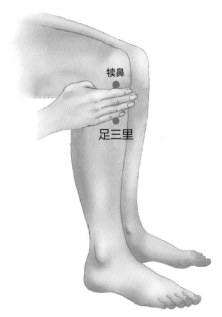

足三里 定位：小腿前外侧，当犊鼻下3寸（约4横指），胫骨前嵴外1横指处。

快速取穴：站立弯腰，用同侧手虎口围住髌骨上外缘，其余4指向下，中指指尖处即为此穴。

操作：直刺1.5～2寸，留针20～30分钟。

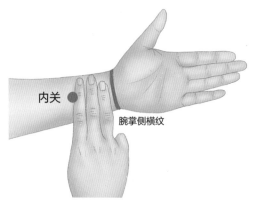

内关 定位：在前臂掌侧，曲泽与大陵连线上，腕掌侧横纹上2寸，掌长肌腱与桡侧腕屈肌腱之间。

快速取穴：腕掌侧横纹向上3横指，两条大筋之间即是。

操作：直刺0.5～1寸，留针20～30分钟。

实邪犯胃：主穴+梁门、合谷

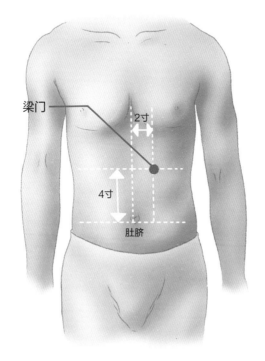

梁门 定位：在上腹部，脐上4寸，前正中线旁开2寸（3横指）。

快速取穴：仰卧，肚脐与胸剑联合（胸骨下端）连线的中点，再水平旁开3横指。

操作：直刺1~2.5寸，留针20~30分钟。

合谷 定位：在手背，第1、2掌骨间，当第2掌骨桡侧的中点处。

快速取穴：以一手的拇指指间关节横纹，放在另一手拇指、食指之间的趾蹼缘上，当拇指尖下即为此穴。

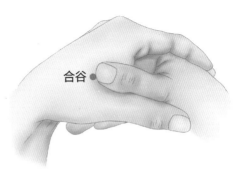

操作：直刺0.5~1寸，留针20~30分钟。

脾胃虚弱：主穴+脾俞、胃俞

脾俞 定位：在背部，第11胸椎棘突下，后正中线旁开1.5寸。

快速取穴：肚脐水平线与脊柱相交处，再向上推3个椎体，其下缘旁开2横指处。

操作：直刺或斜刺0.5～1寸，留针20～30分钟。

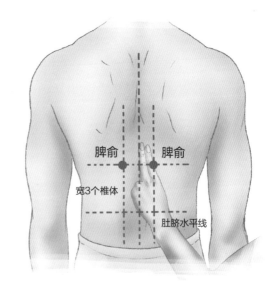

胃俞 定位：在背部，第12胸椎棘突下，后正中线旁开1.5寸。

快速取穴：肚脐水平线与脊柱相交处，再向上推2个椎体，其下缘旁开2横指处。

操作：直刺或斜刺0.5～1寸，留针20～30分钟。

【医师叮嘱】针刺需专业人员操作，请谨慎操作。针刺强度以患者能接受为度。

① 针刺对呕吐治疗效果良好。

② 平时注意饮食调理，忌暴饮暴食，忌辛辣刺激、生冷肥甘之物。

③ 虚者可艾灸。

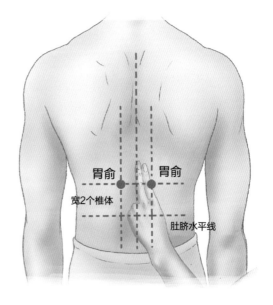

呃逆

【概述】呃逆是以气逆上冲、喉间呃呃连声、声短而频、不能自控为主要表现的病证，俗称"打嗝"。本病病位在膈，基本病机是胃气上逆动膈。

【主症】喉间呃呃连声，声短而频，不能自控。治法：理气和胃，降逆止呃。

证型	辨证要点
实邪犯胃	呃声有力
胃阴不足	呃声无力不得续

【穴位】以足阳明胃经经穴及脾、胃背俞穴为主。

主穴	中脘、足三里、内关、膻中、膈俞、攒竹
实邪犯胃	主穴＋胃俞、内庭
胃阴不足	主穴＋脾俞、胃俞

【操作步骤】毫针常规针刺。体位：坐位

主穴

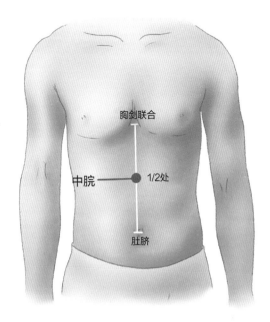

中脘 定位：在上腹部，胸剑联合与脐中线连线中点。

操作：直刺或斜刺 0.5～1 寸，留针 20～30 分钟。

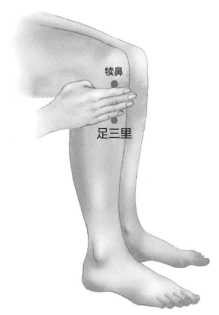

足三里 定位：小腿前外侧，当犊鼻下3寸（约4横指），胫骨前嵴外1横指处。

快速取穴：站立弯腰，用同侧手虎口围住髌骨上外缘，其余4指向下，中指指尖处即为此穴。

操作：直刺1～2寸，留针20～30分钟。

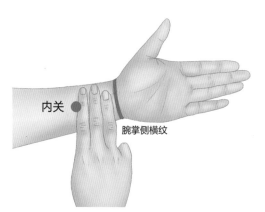

内关 定位：在前臂掌侧，曲泽与大陵连线上，腕掌侧横纹上2寸，掌长肌腱与桡侧腕屈肌腱之间。

快速取穴：腕掌侧横纹向上3横指，两条大筋之间即是。

操作：直刺或斜刺0.5～1寸，留针20～30分钟。

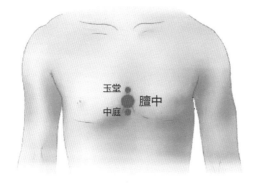

膻中 定位：在胸部，两乳头连线中点，横平第4肋间。

操作：平刺 0.3～0.5 寸（请扫二维码观看针刺视频），留针 20～30 分钟。

膈俞 定位：在背部，第7胸椎棘突下，后正中线旁开1.5寸。

快速取穴：肩胛下角水平线与脊柱相交处（第7胸椎棘突），其下缘旁开2横指处。

操作：直刺或斜刺 0.5～1 寸，留针 20～30 分钟。

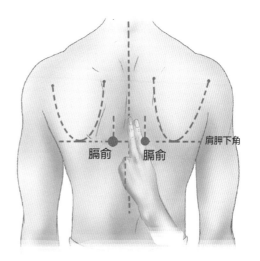

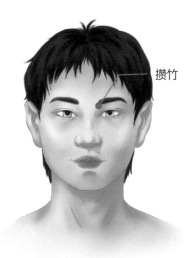

攒竹 定位：在面部，眉头凹陷中，眶上切迹处。

操作：向眉中或眼眶内缘平刺或斜刺 0.5～0.8 寸，留针 20～30 分钟。

实邪犯胃：主穴+胃俞、内庭

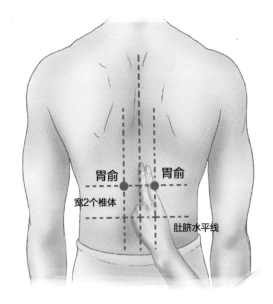

胃俞 定位：在背部，第12胸椎棘突下，后正中线旁开1.5寸。

快速取穴：肚脐水平线与脊柱相交处，再向上推2个椎体，其下缘旁开2横
指处。

操作：直刺或斜刺0.5~1寸，留针20~30分钟。

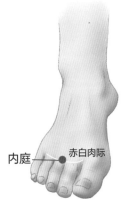

内庭 定位：足背，第2、3趾间，趾蹼缘后方赤白肉际处。

操作：直刺或斜刺0.5~1寸，留针20~30分钟。

胃阴不足：主穴+脾俞、胃俞

脾俞 定位：在背部，第11胸椎棘突下，后正中线旁开1.5寸。

快速取穴：肚脐水平线与脊柱相交处，再向上推3个椎体，其下缘旁开2横指处。

操作：直刺或斜刺0.5～1寸，留针20～30分钟。

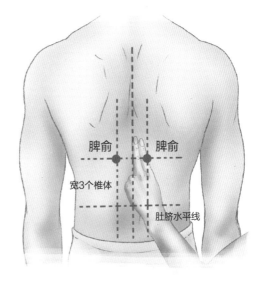

胃俞 定位：在背部，第12胸椎棘突下凹陷处，后正中线旁开1.5寸。

快速取穴：肚脐水平线与脊柱相交处，再向上推2个椎体，其下缘旁开2横指处。

操作：直刺或斜刺0.5～1寸，留针20～30分钟。

【医师叮嘱】针刺需专业人员操作，请谨慎操作。针刺强度以患者能接受为度。

① 针刺对于呃逆效果不错。

② 反复发作、慢性、顽固性呃逆应查明病因，再进行针对性治疗。

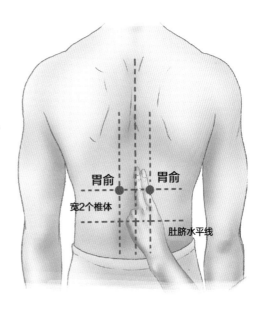

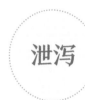

泄泻

【概述】泄泻是以大便次数增多，便质稀溏或完谷不化，甚至如水样为主要特征的病证，也称"腹泻"。本病病位在肠，脾失健运是关键。基本病机为脾虚湿盛，肠道分清泌浊、传导功能失司。

【主要症状】大便次数增多，便质稀溏或完谷不化，甚至如水样。治法：健脾利湿，调肠止泻。

【穴位】以大肠的背俞穴、募穴及下合穴为主。

主穴：大肠俞、天枢、上巨虚、关元、神阙。

【操作步骤】毫针常规针刺。体位：侧卧位。

主穴

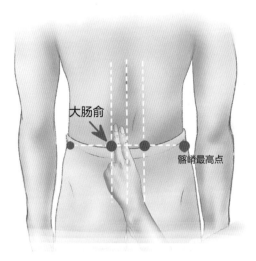

大肠俞　定位：在腰部，第4腰椎棘突下，后正中线旁开1.5寸。

快速取穴：两侧髂嵴最高点与脊柱的交点，旁开2横指处。

操作：直刺或斜刺0.5～1寸，留针20～30分钟。

天枢 定位：在腹部，脐中旁开2寸
（3横指）。

操作：直刺或斜刺 0.5～1寸，
留针 20～30 分钟。

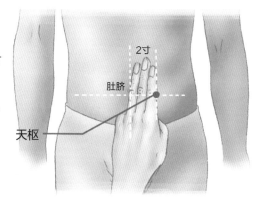

上巨虚 定位：在小腿前外侧，犊鼻下
6寸（2个四横指），
距胫骨前缘1横指。

操作：直刺或斜刺 0.5～1寸，
留针 20～30 分钟。

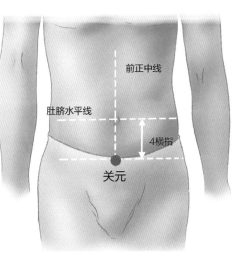

关元 定位：在下腹部，前正中线上，
脐下3寸（4横指）。

操作：关元、神阙用大艾炷重
灸法。

神阙 定位：肚脐中央。

操作：灸法。

【医师叮嘱】针刺需专业人员操作，
请谨慎操作。针刺强度以患者能接受为度。

①针刺对于泄泻有良好治疗效果。

②治疗期间应注意饮食，宜清淡饮
食，忌生冷、刺激、辛辣之物。

便秘

【概述】便秘是指大便秘结不通，排便周期或时间延长，或虽有便意但排便困难的病证。本病病位在大肠，基本病机是大肠传导不利。

【主要症状】大便秘结不通，排便艰涩难解。治法：调肠通便。

证型	辨证要点
实秘	大便干，排除困难
虚秘	虽有便意，但是排便不畅，便质不干硬

【穴位】以大肠的背俞穴、募穴及下合穴为主。

主穴	天枢、大肠俞、上巨虚、支沟、照海、八髎
实秘	主穴 + 合谷、中脘
虚秘	主穴 + 关元、脾俞

【操作步骤】毫针常规针刺。体位：侧卧位。

主穴

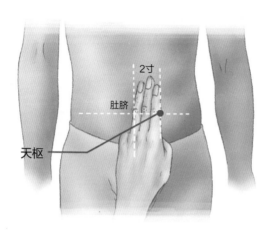

天枢 定位：在腹部，脐中旁开2寸（3横指）。
操作：直刺1～1.5寸，留针20～30分钟。

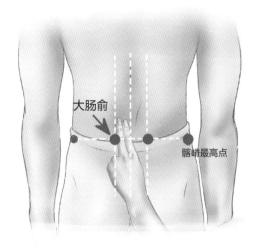

大肠俞 定位：在腰部，第4腰椎棘突下，后正中线旁开1.5寸。

快速取穴：两侧髂嵴最高点连线与脊柱的交点，旁开2横指处。

操作：直刺或斜刺0.5～1寸，留针20～30分钟。

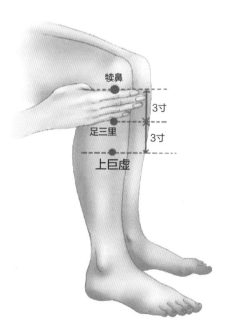

上巨虚 定位：在小腿前外侧，犊鼻下6寸（2个四横指），距胫骨前缘1横指。

操作：直刺或斜刺0.5～1寸，留针20～30分钟。

支沟 定位：在手臂背侧，阳池与肘尖连线上，腕背侧横纹上3寸（4横指），尺骨与桡骨之间。

操作：直刺或斜刺0.5~1寸，留针20~30分钟。

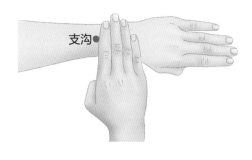

照海 取穴：足内侧，内踝尖下方凹陷处。

操作：直刺或斜刺0.5~1寸，留针20~30分钟。

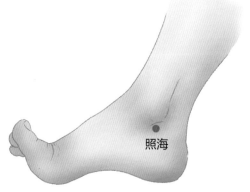

八髎 定位：又称上髎、次髎、中髎、下髎，左右共8个穴位，分别在第1、第2、第3、第4骶后孔中。

操作：直刺1~1.5寸，留针20~30分钟。

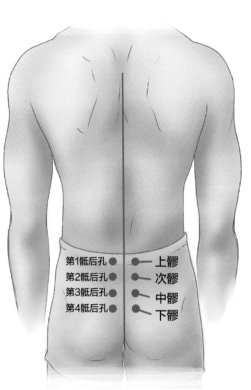

第1骶后孔●　●— 上髎
第2骶后孔●　●— 次髎
第3骶后孔●　●— 中髎
第4骶后孔●　●— 下髎

实秘：主穴+合谷、中脘

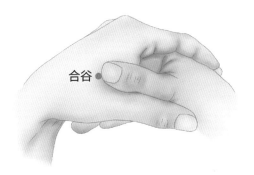

合谷 定位：在手背，第1、2掌骨间，当第2掌骨桡侧的中点处。

快速取穴：以一手的拇指指间关节横纹，放在另一手拇指、食指之间的趾蹼缘上，当拇指尖下即为此穴。

操作：直刺或斜刺 0.5～1 寸，留针 20～30 分钟。

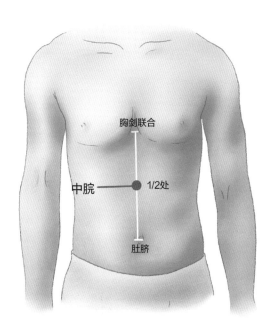

中脘 定位：在上腹部，胸剑联合与脐中连线中点。

操作：直刺或斜刺 0.5～1 寸，留针 20～30 分钟。

关元 定位：在下腹部，前正中线上，脐下3寸（4横指）。

操作：直刺或斜刺1～1.5寸，留针20～30分钟。

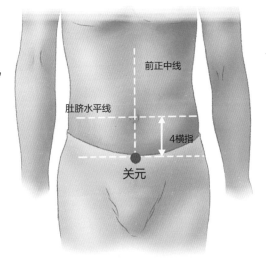

前正中线

肚脐水平线

4横指

关元

脾俞 定位：在背部，第11胸椎棘突下，后正中线旁开1.5寸。

快速取穴：肚脐水平线与脊柱相交处，再向上推3个椎体，其下缘旁开2横指处。

操作：直刺或斜刺0.5～1寸，留针20～30分钟。

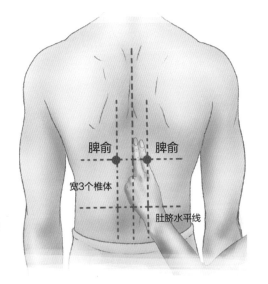

脾俞　脾俞

宽3个椎体

肚脐水平线

【医师叮嘱】针刺需专业人员操作，请谨慎操作。针刺强度以患者能接受为度。

①针灸治疗便秘的效果不错。

②应养成定时排便的习惯。

③日常多吃蔬菜、水果，特别是粗纤维食物。

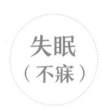

失眠
（不寐）

【概述】失眠是以经常不能获得正常睡眠为特征的一种病证，又称"不得眠"。本病病位在心，基本病机为心神不宁，或阳盛阴衰，阴阳失交。

【主症】轻者入睡困难而易醒，醒后不寐；重者彻夜不寐。治法：交通阴阳，宁心安神。

证型	辨证要点
痰火互扰	兼见烦躁易怒，心烦懊恼，头痛眩晕，口苦痰多，舌红苔黄，脉数
心肾不交	兼见手足心热，头晕耳鸣，腰膝酸软，舌红少苔，脉细数
心脾两虚	兼见心悸健忘，头晕目眩，神疲乏力，面色没有光泽，不想吃饭，大便稀软，舌淡苔白，脉细数

【穴位】

主穴	百会、神门、三阴交、安眠、四神聪
痰火互扰	主穴 + 太冲、丰隆
心肾不交	主穴 + 心俞、肾俞
心脾两虚	主穴 + 心俞、膈俞

【操作步骤】常规针刺。体位：仰卧位。

百会 定位：在头部，两耳尖连线与头正中线相交处。

操作：平刺 0.5～0.8 寸（请扫二维码观看针刺视频），留针20～30分钟。

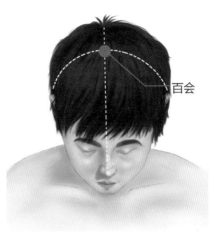

百会

神门 定位：在腕部，腕掌侧横纹尺侧端，尺侧（小指侧）腕屈肌腱的桡侧（拇指侧）凹陷处。

操作：直刺或斜刺0.5~1寸，留针20~30分钟。

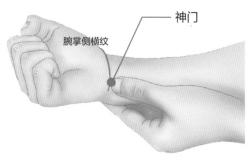

三阴交 定位：小腿内侧，内踝尖上3寸（4横指），胫骨内侧后缘。

操作：直刺或斜刺0.5~1寸，留针20~30分钟。

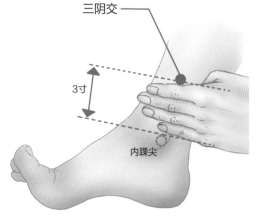

安眠 定位：翳风（见第187页）与风池（见第39页）连线的中点。

操作：直刺0.8~1.2寸，留针20~30分钟。

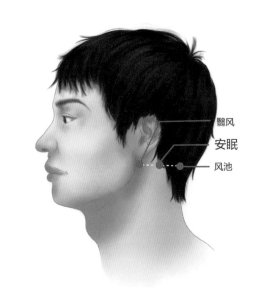

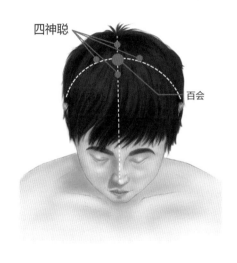

四神聪

百会

四神聪 定位：在头顶，百会（见第87页）前后左右各1寸处（1横指），共4穴。

操作：平刺 0.5～0.8 寸（请扫二维码观看针刺视频），留针 20～30 分钟。

痰火互扰：主穴+太冲、丰隆

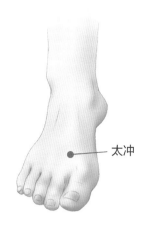

太冲

太冲 定位：在足背，第1、2跖骨结合部之前的凹陷中。

快速取穴：在足背，沿第1、第2趾间横纹向足背上推，感到有一凹陷处即为太冲穴。

操作：直刺 0.5～0.8 寸，留针 20～30 分钟。

丰隆 定位：在小腿前外侧，当外踝尖上8寸，条口外，距胫骨前缘2横指。

快速取穴：屈膝，在犊鼻穴与外踝尖之间连一条线，线的中点处即是此穴。

操作：穴位直刺或斜刺 0.5~1 寸，留针 20~30 分钟。

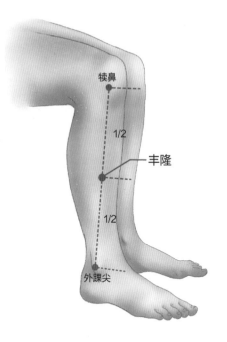

心肾不交：主穴+心俞、肾俞

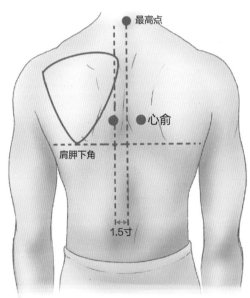

心俞 定位：在背部，第5胸椎棘突下，后正中线旁开1.5寸。

快速取穴：肩胛下角水平线与脊柱相交处（第7胸椎棘突），向上推2个椎体，其下缘旁开2横指处。

操作：斜刺 0.5~0.8 寸，不宜深刺，以免伤及内部重要脏器。留针 20~30 分钟。

肾俞 定位：在腰部，第2腰椎棘突下，后正中线旁开1.5寸。

快速取穴：肚脐水平线与脊柱相交处旁开2横指处。

操作：直刺0.5~1寸，留针20~30分钟。

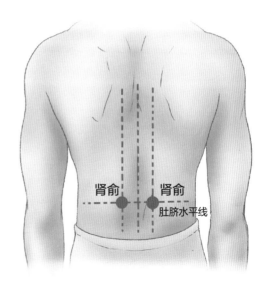

心脾两虚：主穴+心俞、膈俞

心俞 定位：在背部，第5胸椎棘突下，后正中线旁开1.5寸。

快速取穴：肩胛下角水平线与脊柱相交处（第7胸椎棘突），向上推2个椎体，其下缘旁开2横指处。

操作：斜刺0.5~0.8寸，不宜深刺，以免伤及内部重要脏器。留针20~30分钟。

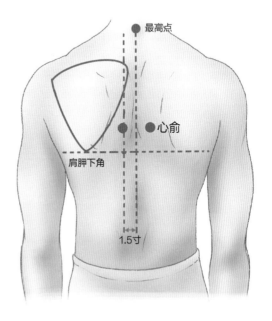

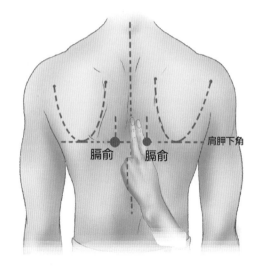

膈俞　定位：在背部，第7胸椎棘突下，后正中线旁开1.5寸。

　　　　快速取穴：肩胛下角水平线与脊柱相交处（第7胸椎棘突），其下缘旁开2横指处。

　　　　操作：直刺0.5～1寸，留针20～30分钟。

【医师叮嘱】针刺需专业人员操作，请谨慎操作；针刺强度以患者能接受为度；治疗前应查明病因，进行科学正确的治疗；嘱患者养成规律的作息时间；睡前避免食用刺激性食物、不进行剧烈运动等。

头痛

【概述】头痛是患者自觉头部疼痛的一类病证，又称"头风"，是临床常见病证。本病病位在头，头为"髓海"，且手足三阳经、足厥阴肝经、督脉均行头部，故手足三阳经、肝经、督脉与头痛密切相关。基本病机为气血失和，经络不通或脑络失养。

【主症】头部疼痛治法：调和气血，通络止痛。

证型	辨证要点
阳明头痛	疼痛部位在前额、眉棱、鼻根部
少阳头痛	疼痛部位在侧头部
太阳头痛	疼痛部位在后枕部，或下连于项
厥阴头痛	疼痛部位在颠顶部，或连于目系

【穴位】取局部穴位为主，配合循经远端取穴。

证型	取穴
阳明头痛	头维、印堂、阳白、合谷、阿是穴
少阳头痛	太阳、丝竹空透率谷、风池、外关、阿是穴
太阳头痛	天柱、后顶、风池、后溪、阿是穴
厥阴头痛	百会、四神聪、太冲、阿是穴

【操作步骤】毫针常规针刺，个别穴位注意针刺的角度与深度。体位：侧卧位。

阳明头痛

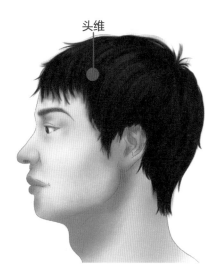

头维

头维 定位：在头侧，额角发际上0.5寸，
头正中线旁开4.5寸。

操作：平刺0.5～1寸，留针20～30
分钟。

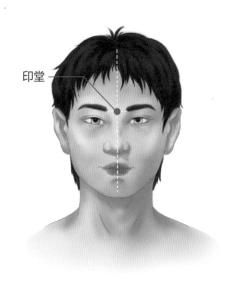

印堂 定位：在额部，两眉头连线中点。

操作：提捏局部皮肤，平刺 0.3～0.5 寸（请扫二维码观看进针视频），留针
20～30 分钟。

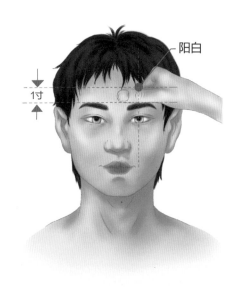

阳白 定位：在前额部，瞳孔直上，眉上1寸（1横指）。

操作：平刺 0.5～0.8 寸（请扫二维码观看进针视频），留针 20～30 分钟。

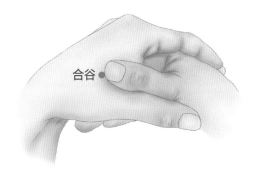

合谷 定位：在手背，第1、2掌骨间，当第2掌骨桡侧的中点处。

快速取穴：以一手的拇指指间关节横纹，放在另一手拇指、食指之间的趾蹼缘上，当拇指尖下即为此穴。

操作：直刺或斜刺 0.5~1 寸，留针 20~30 分钟。

阿是穴 定位：痛点为腧，即哪里痛针刺哪里。

操作：直刺或斜刺 0.5~1 寸，留针 20~30 分钟。

少阳头痛

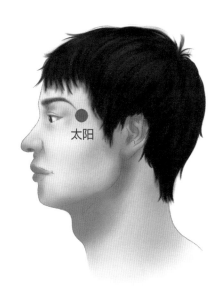

太阳 定位：在头颞部，当眉梢与目外眦之间，向后约1横指凹陷处。

操作：直刺 0.3~0.5 寸，留针 20~30 分钟。

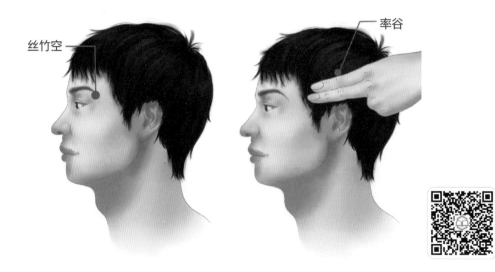

丝竹空透率谷　定位：丝竹空，即眉梢凹陷处；率谷，即耳尖直上入发际1.5寸
（2横指）。

操作：斜刺（请扫二维码观看进针视频），留针20～30分钟。

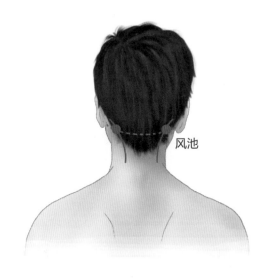

风池　定位：在颈后区，枕骨之下，胸锁乳突肌上端与斜方肌之间的凹陷中。

快速取穴：正坐，后头骨下两条大筋外缘凹陷中，与耳垂平齐处。

操作：针尖微向下，向鼻尖方向斜刺0.8～1.2或平刺透风府穴（请扫二维码
观看进针视频），留针20～30分钟。

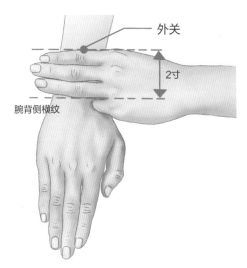

外关 定位：在前臂背侧，阳池与肘尖连线上，腕背侧横纹上2寸（3横指），尺骨与桡骨（两大骨）之间。

操作：直刺或斜刺0.5~1寸，留针20~30分钟。

阿是穴 定位：痛点为腧，即哪里痛就针刺哪里。

操作：直刺或斜刺0.5~1寸，留针20~30分钟。

太阳头痛

天柱 定位：在项部，斜方肌外侧之后发际凹陷中，约当后发际正中旁开1.3寸处。

快速取穴：正坐低头，颈后可触及两条大筋，在其外侧，后发际边缘凹陷处即为此穴。

操作：直刺或斜刺0.5~0.8寸，不可向内上方针刺，以免伤及延髓。留针20~30分钟。

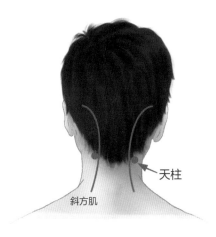

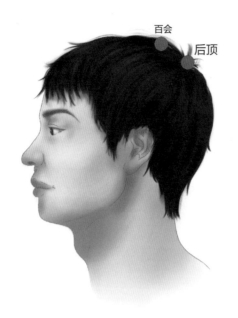

后顶　百会

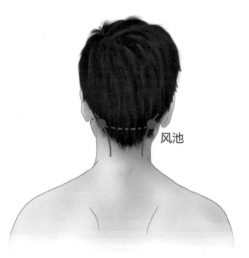

风池

后顶 定位：后发际线正中直上5.5寸。

快速取穴：百会穴（见第99页）后2横指，正中线上。

操作：平刺0.5～0.8寸，留针20～30分钟。

风池 定位：在颈后区，枕骨之下，胸锁乳突肌上端与斜方肌之间的凹陷中。

快速取穴：正坐，后头骨下两条大筋外缘凹陷中，与耳垂平齐处。

操作：针尖微向下，向鼻尖方向斜刺0.8～1.2或平刺透风府穴（请扫二维码

观看进针视频），留针20～30分钟。

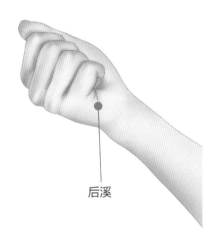

后溪

后溪 定位：在手掌尺侧，微握拳，第5掌指关节后缘，掌指横纹尺侧赤白肉际处。

操作：直刺或斜刺 0.5～1 寸，留针 20～30 分钟。

阿是穴 定位：痛点为腧，即哪里痛针刺哪里。

操作：直刺或斜刺 0.5～1 寸，留针 20～30 分钟。

厥阴头痛

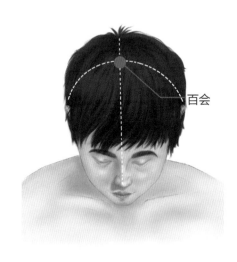

百会

百会 定位：在头部，两耳尖连线与头正中线相交处。

操作：平刺 0.5～0.8 寸（请扫二维码观看针刺视频），留针 20～30 分钟。

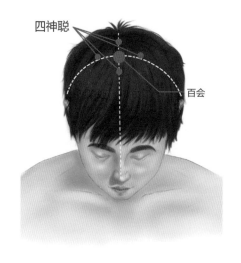

四神聪

百会

四神聪 定位：在头顶，百会穴（见第99页）前后左右各1寸处（1横指），
共4穴。

操作：平刺0.5～0.8寸（请扫二维码观看针刺视频），留针20～30分钟。

太冲 定位：足背部，第1、2跖骨结合部之前凹陷处。

快速取穴：在足背，沿第1、第2趾间横纹向足背
上推，感到有一凹陷处即为太冲穴。

操作：直刺或斜刺0.5～1寸，留针20～30分钟。

阿是穴 定位：痛点为腧，即哪里痛针刺哪里。

操作：直刺或斜刺0.5～1寸，留针20～30分钟。

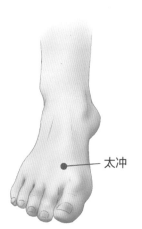

太冲

【医师叮嘱】针刺需专业人员操作，请谨慎操作。针刺
强度以患者能接受为度。

①针刺对功能性头痛效果较好。

②治疗前应查明病因，再选择进行针对性治疗。

③治疗期间应禁烟酒，适当体育锻炼。

遗精

【概述】遗精是指不因性生活而精液频繁遗泄的病证，又称"失精"。有梦遗精称"梦遗"；无梦遗精，甚至清醒时精液流出称"滑精"。未婚或已婚但无正常性生活的成年健康男性每月遗精1~2次属于正常现象。本病病位在肾，基本病机是肾失封藏，精关不固。

【主要症状】频繁遗精，或梦遗，或滑精，每周2次以上。治法：调肾固精。

证型	辨证要点
心肾不足	遗精频繁，面色苍白，心悸怔忡，健忘失眠，腰膝酸软，舌淡苔薄，脉细弱
阴虚火旺	梦中遗精，心中烦热，睡眠质量不高，舌红苔少，脉细数
湿热下注	梦中遗精频繁，尿后有精液外流，口苦想喝水，小腹不适，舌红苔黄腻，脉滑数

【穴位】以任脉穴及肾的背俞穴、原穴为主。

主穴	中极、肾俞、太溪、三阴交
心肾不足	主穴 + 复溜、心俞
阴虚火旺	主穴 + 神门、然谷
湿热下注	主穴 + 阴陵泉

【操作步骤】毫针常规针刺。

主穴

中极 定位：在下腹部，前正中线上，脐下4寸。
　　　　快速取穴：关元穴（见第81页）下1横指。
　　　　操作：直刺1~1.5寸，留针20~30分钟。

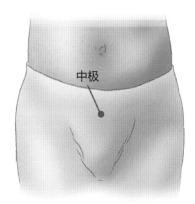

中极

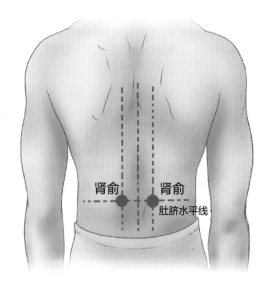

肾俞 定位：在腰部，第2腰椎棘突下，后正中线旁开1.5寸。

快速取穴：肚脐水平线与脊柱相交处旁开2横指处。

操作：直刺或斜刺0.5~1寸，留针20~30分钟。

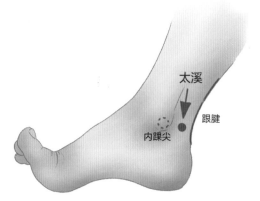

太溪 定位：在足内侧，内踝尖与跟腱之间的凹陷处。

操作：直刺或斜刺0.5~1寸，留针20~30分钟。

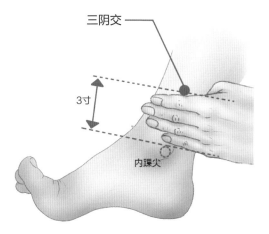

三阴交 定位：小腿内侧，内踝尖上3寸（4横指），胫骨内侧后缘。

操作：直刺或斜刺 0.5～1 寸，留针 20～30 分钟。

心肾不足：主穴+复溜、心俞

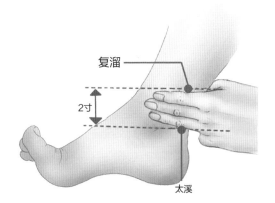

复溜 定位：在小腿内侧，太溪（第102页）直上2寸，跟腱前方。

快速取穴：在足内踝尖与跟腱后缘之间中点（太溪）向上约 3 横指处。

操作：直刺或斜刺 0.5～1 寸，留针 20～30 分钟。

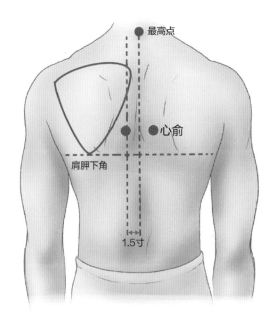

心俞 定位：在背部，第5胸椎棘突下，后正中线旁开1.5寸。

快速取穴：肩胛下角水平线与脊柱相交处（第7胸椎棘突），向上推2个椎体，其下缘旁开2横指处。

操作：斜刺0.5～0.8寸，不宜深刺，以免伤及内部重要脏器。留针20～30分钟。

阴虚火旺：主穴+神门、然谷

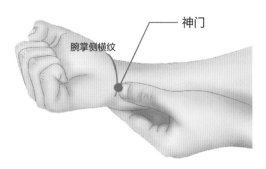

神门 定位：在腕部，腕掌侧横纹尺侧端，尺侧（偏小指侧）腕屈肌腱的桡侧（偏拇指侧）凹陷处。

操作：直刺或斜刺0.5～1寸，留针20～30分钟。

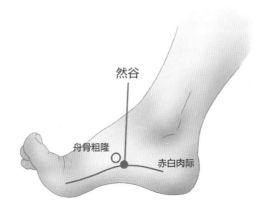

然谷 定位：在足内侧缘，足舟骨粗隆下方赤白肉际处。

快速取穴：内踝前下方有一明显骨性标志——舟骨，其前下方凹陷处就是然谷穴。

操作：斜刺 0.5～0.8 寸，留针 20～30 分钟。

湿热下注：主穴+阴陵泉

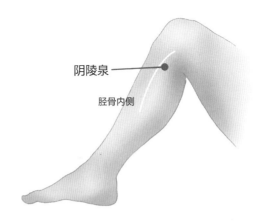

阴陵泉 定位：小腿内侧，胫骨内侧髁后下方凹陷处。

快速取穴：用食指沿小腿内侧骨内缘向上推，抵膝关节下，胫骨向内上弯曲凹陷处即是。

操作：直刺或斜刺1.5～2寸，留针20～30分钟。

【医师叮嘱】针刺需专业人员操作，请谨慎操作。针刺强度以患者能接受为度。

① 功能性遗精在治疗的同时要注意消除患者思想负担；器质性疾病要注意治疗原发病。

② 治疗的同时，要戒除不良习惯（如手淫等）。

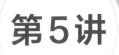

第5讲

骨伤科病证
的针灸治疗

颈椎病

【概述】颈椎病是指颈椎骨质增生、颈项韧带钙化、颈椎间盘萎缩退化等改变，刺激或压迫颈部神经、脊髓、血管而产生的一系列症状和体征的综合征。本病发病缓慢，以头枕、颈项、肩背、上肢等部位疼痛，以及进行性肢体感觉和运动障碍为主症。西医将颈椎病分为颈型、神经根型、脊髓型、椎动脉型、交感型和混合型六型。本病病位在颈部筋骨，基本病机是筋骨受损，经络气血阻滞不通。

【主要症状】头枕、颈项、肩背、上肢等部位疼痛，进行性肢体感觉和运动障碍。治法：舒筋骨，通经络。

证型	辨证要点
风寒痹阻	久居湿地或晚上睡觉露肩受寒，肩臂酸楚，遇寒加重。舌淡，苔白，脉弦紧
血脉瘀阻	多在外伤后出现颈部僵硬、肩臂疼痛，肩胛冈上下窝及肩峰处有压痛。舌质紫暗有瘀点，脉涩
肝肾亏虚	劳累后症状加重，腰膝酸软，头晕耳鸣。舌红，苔少，脉细弱

【穴位】取局部穴位及手足太阳经穴为主。

主穴	夹脊穴、天柱、后溪
风寒痹阻	主穴 + 风门、大椎
血脉瘀阻	主穴 + 膈俞、合谷
肝肾亏虚	主穴 + 肝俞、肾俞

【操作步骤】毫针平补平泻。体位：俯卧位

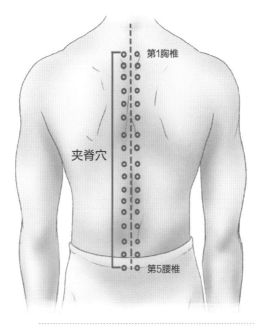

第1胸椎

夹脊穴

第5腰椎

夹脊穴 取穴：第1胸椎到第5腰椎棘突下，后正中线旁开0.5寸（半横指）。

操作：直刺或斜刺 0.5～0.8 寸，不可向内上方针刺，以免伤及延髓。留针 20～30 分钟。

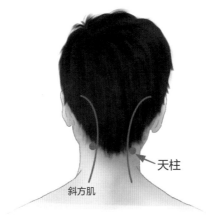

天柱

斜方肌

天柱 定位：在项部，斜方肌外侧之后发际凹陷中，约当后发际正中旁开1.3寸处。

快速取穴：正坐低头，颈后可触及两条大筋，在其外侧，后发际边缘凹陷处即为此穴。

操作：直刺或斜刺 0.5～0.8 寸，不可向内上方针刺，以免伤及延髓。留针 20～30 分钟。

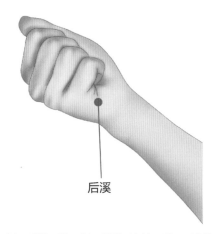

后溪

后溪 定位：在手掌尺侧，微握拳，第5掌指关节后缘，掌指横纹尺侧赤白肉际处。

操作：直刺或斜刺0.5～1寸，留针20～30分钟。

风寒痹阻：主穴+风门、大椎

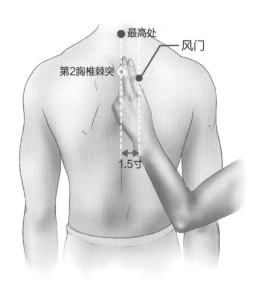

●最高处

风门

第2胸椎棘突

1.5寸

风门 定位：在背部，第2胸椎棘突下，后正中线旁开1.5寸。

快速取穴：低头时项背交界的最高处是第7颈椎棘突，向下数2个椎体，其
下缘旁开2横指处。

操作：斜刺0.5～0.8寸，留针20～30分钟。

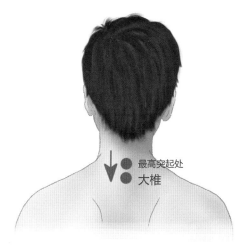

最高突起处
大椎

大椎 定位：脊柱区，第7颈椎棘突下，后正中线上。

快速取穴：低头时项背交界的最高处是第 7 颈椎棘突，其下方的凹陷中即为大椎穴。

操作：直刺或斜刺 0.5～1 寸，留针 20～30 分钟。

血脉瘀阻：主穴+膈俞、合谷

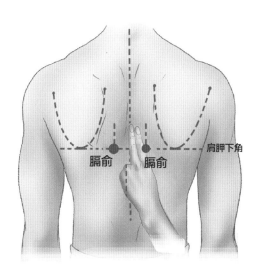

膈俞　　膈俞　　肩胛下角

膈俞 定位：在背部，第7胸椎棘突下，后正中线旁开1.5寸。

快速取穴：肩胛下角水平线与脊柱相交处（第 7 胸椎棘突），其下缘旁开 2 横指处。

操作：直刺 0.5～1 寸，留针 20～30 分钟。

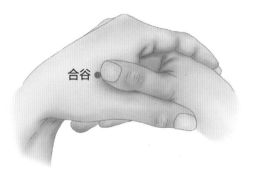

合谷 定位：在手背，第1、2掌骨间，当第2掌骨桡侧的中点处。

快速取穴：以一手的拇指指间关节横纹，放在另一手拇指、食指之间的趾蹼
缘上，当拇指尖下即为此穴。

操作：直刺或斜刺 0.5～1 寸，留针 20～30 分钟。

肝肾亏虚：主穴+肝俞、肾俞

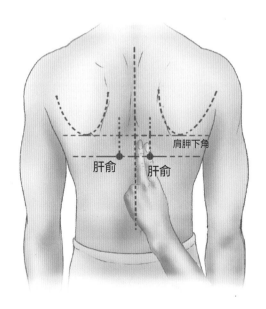

肝俞 定位：在背部，第9胸椎棘突下，后正中线旁开1.5寸。

快速取穴：肩胛下角水平线与脊柱相交处（第7胸椎棘突），往下推2个椎体，
其下缘旁开2横指处。

操作：斜刺 0.5～0.8 寸，留针 20～30 分钟。

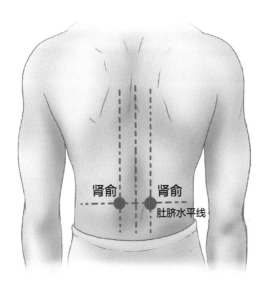

肾俞 定位：在腰部，第2腰椎棘突下，后正中线旁开1.5寸。

快速取穴：肚脐水平线与脊柱相交处旁开 2 横指处。

操作：斜刺 0.5～0.8 寸，留针 20～30 分钟。

【医师叮嘱】针刺需专业人员操作，请谨慎操作。针刺强度以患者能接受为度。

① 可配合推拿、药物外敷。

② 落枕会加重病情。

③ 长期伏案或低头者应注意颈椎保护。

落枕

【概述】落枕是颈部突然发生疼痛、活动受限的一种病证，主要指急性单纯性颈项强痛，属于颈部伤筋范畴，又称"失枕""失颈"。本病病位在颈项部经筋，基本病机是经筋受损，筋络拘急，气血阻滞不通。

【主要症状】颈项强痛、活动受限，项背部或颈肩部压痛明显。治法：通经活络，舒筋止痛。

证型	辨证要点
督脉、太阳经型	项背部强痛，低头时加重，项背部压痛明显
少阳经型	颈肩部疼痛，头歪向患侧，颈肩部压痛明显

【穴位】取局部穴位为主，配合循经远端取穴。

主穴	天柱、后溪、悬钟、外劳宫、阿是穴
督脉、太阳经型	主穴 + 大椎、申脉
少阳经型	主穴 + 风池、肩井

【操作步骤】毫针泻法。先针刺远端穴位，持续捻转，嘱患者慢慢活动肩颈；再针刺局部腧穴。体位：俯卧位。

主穴

天柱 定位：在项部，斜方肌外侧之后发际凹陷中，约当后发际正中旁开1.3寸处。

快速取穴：正坐低头，颈后可触及两条大筋，在其外侧，后发际边缘凹陷处即为此穴。

操作：直刺或斜刺 0.5～0.8 寸，不可向内上方针刺，以免伤及延髓。留针 20～30 分钟。

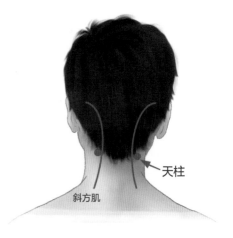

斜方肌

天柱

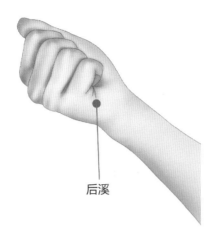

后溪

后溪 定位：在手掌尺侧，微握拳，第5掌指关节后缘，掌指横纹尺侧赤白肉
际处。

操作：直刺或斜刺 0.5～1 寸，留针 20～30 分钟。

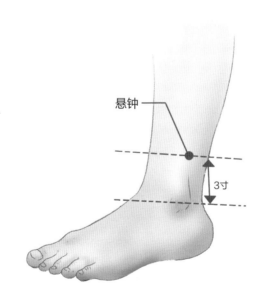

悬钟

3寸

悬钟 定位：小腿外侧，外踝尖上3寸（4横指），腓骨前缘。

操作：直刺或斜刺 0.5～1 寸，留针 20～30 分钟。

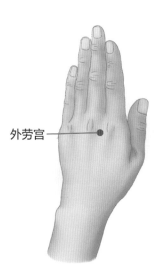

外劳宫 定位：在手背，第2、3掌骨之间，掌指关节后0.5寸。

外劳宫

操作：直刺或斜刺 0.5～0.8 寸，留针 20～30 分钟。

阿是穴 定位：痛点为腧，即哪里痛就针刺哪里。

操作：直刺或斜刺 0.5～1 寸，留针 20～30 分钟。

督脉、太阳经型：主穴+大椎、申脉

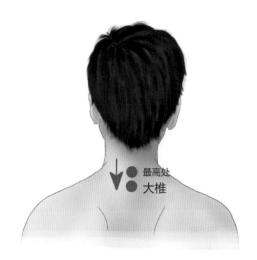

最高处
大椎

大椎 定位：脊柱区，第7颈椎棘突下，后正中线上。

快速取穴：低头时项背交界的最高处是第 7 颈椎棘突，其下方的凹陷处即为大椎穴。

操作：直刺或斜刺 0.5～1 寸，留针 20～30 分钟。

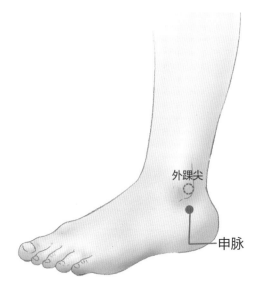

外踝尖

申脉

申脉 定位：足外侧，外踝尖下凹陷处。

操作：直刺或斜刺 0.5～1 寸，留针 20～30 分钟。

少经阳型：主穴+风池、肩井

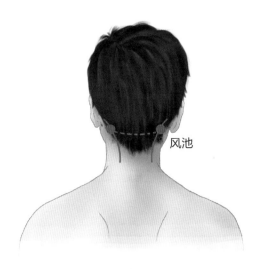

风池

风池 定位：在颈后区，枕骨之下，胸锁乳突肌上端与斜方肌之间的凹陷中。

快速取穴：正坐，后头骨下两条大筋外缘凹陷中，与耳垂平齐处。

操作：针尖微向下，向鼻尖方向斜刺 0.8～1.2 或平刺透风府穴（请扫二维码
观看进针视频），留针 20～30 分钟。

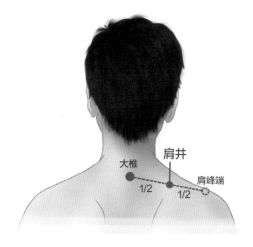

肩井 定位：在肩部，大椎（见第116页）与肩部最高点（肩峰）连线中点处。

操作：斜向上针刺 0.5～0.8 寸，留针 20～30 分钟。

【医师叮嘱】针刺需专业人员操作，请谨慎操作；针刺强度以患者能接受为度；反复出现落枕时应考虑颈椎病。

急性腰扭伤

【概述】急性腰扭伤是指腰部肌肉、筋膜、韧带等软组织因外力作用突然受到过度牵引而引起的急性撕裂伤，又称"闪腰""岔气"。本病病位在腰部经筋，基本病机是腰部经络不通，气血壅滞。

【主要症状】突发腰部疼痛，伤处皮肤发红，或青或紫，活动受限。治法：通经活络，舒筋止痛。

【穴位】取局部穴位为主。

主穴：腰痛点、委中、后溪、阿是穴。

【操作步骤】毫针常规针刺，用泻法。一般先宜针刺远端穴位，配合活动腰部。体位：俯卧位。

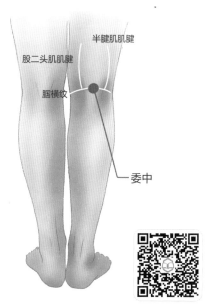

腰痛点 定位：在手背，第2、3掌骨及第4、5掌骨之间，腕背横纹与掌指关节中点处，左右共4穴。

操作：从两侧向掌中斜刺0.5～0.8寸，留针20～30分钟。

委中 定位：在腘横纹中点，股二头肌肌腱与半腱肌肌腱中间。

操作：直刺1～1.5寸，提插泻法（请扫二维码观看进针视频），使肢体抽动；留针20～30分钟。

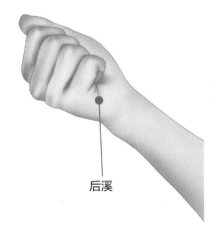

后溪

后溪　定位：在手掌尺侧，微握拳，第5掌指关节后缘，掌指横纹尺侧赤白肉际处。

操作：直刺或斜刺 0.5~1 寸，留针 20~30 分钟。

阿是穴　定位：腰部痛点为腧穴，即哪里痛针刺哪里。

操作：直刺或斜刺 0.5~0.8 寸，留针 20~30 分钟。

【医师叮嘱】针刺需专业人员操作，请谨慎操作。针刺强度以患者能接受为度。

① 平时注意保护腰部，提取重物时要小心。

② 运动针法（先行针刺而后行主动或被动运动，以促进患部气血运行，以获得最大的治疗效果）。

腕关节扭伤

【概述】腕关节扭伤是指腕部软组织损伤，无骨折、脱臼、皮肉损伤的疾病。主要病位在腕部经筋上，基本病机为气血瘀滞。

【主要症状】腕部肿胀疼痛，伤处肌肤青紫，腕部关节活动受限，常伴有局部热痛。治法：活血化瘀。

【穴位】局部取穴为主。

主穴：阳池、阳溪、阳谷、阿是穴。

【操作步骤】掀针（皮内针）或长留针。体位：坐位。

阳池 定位：腕背横纹中，指总伸肌腱的尺侧（小指侧）缘凹陷处。

快速取穴：垂腕，从背面第4掌骨向上推至腕关节横纹，有一凹陷处即是此穴。

操作：直刺或斜刺0.3～0.5寸，留针20～30分钟。

阳溪 定位：腕背横纹外侧，拇指上跷时，拇长伸肌腱与拇短伸肌腱（两条大筋）之间的凹陷中。

操作：直刺或斜刺0.3～0.5寸，留针20～30分钟。

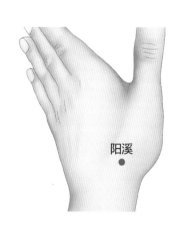

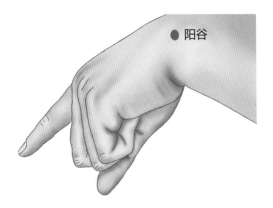

● 阳谷

阳谷　定位：在手腕尺侧，当尺骨茎突与三角骨之间的凹陷处。

快速取穴：屈腕，在靠近小指侧的手腕背部，两骨之间的凹陷处即是此穴。

操作：直刺或斜刺 0.3～0.5 寸，留针 20～30 分钟。

阿是穴　定位：腕部痛点为腧穴，即哪里痛针刺哪里。

操作：直刺或斜刺 0.3～0.5 寸，留针 20～30 分钟。

【医师叮嘱】针刺需专业人员操作，请谨慎操作；针刺强度以患者能接受为度；嘱患者平时注意不要过度使用腕部，注意保护，避免受寒。

踝关节扭伤

【概述】踝关节扭伤是指踝关节软组织韧带损伤引起的踝关节肿胀、疼痛，甚至活动受限的一种病证。本病病位在踝部筋络。基本病机是筋络不通。

【主要症状】扭伤处因瘀阻而肿胀疼痛，伤处肌肤青紫，关节有不同程度功能障碍。治法：舒筋活络，消肿止痛。

证型	辨证要点
足太阳筋络	疼痛在外踝下方
足少阳筋络	疼痛在外踝前下方
足少阴筋络	疼痛在内踝下方
足太阴筋络	疼痛在内踝前下方

【穴位】取局部穴位为主，还可以在对侧踝关节找压痛点进行针刺。

主穴	申脉、丘墟、养老、阿是穴
足太阳筋络	主穴 + 委中
足少阳筋络	主穴 + 悬钟
足少阴筋络	主穴 + 然谷
足太阴筋络	主穴 + 商丘

【操作步骤】毫针常规针刺，用泻法。一般先宜针刺远端穴位，配合活动踝部。体位：坐位。

主穴

申脉 定位：在足外侧，外踝尖直下方凹陷处。

　　　操作：直刺 0.3~0.5 寸，留针 20~30 分钟。

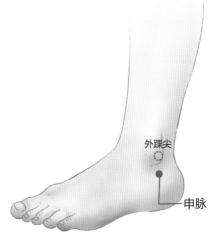

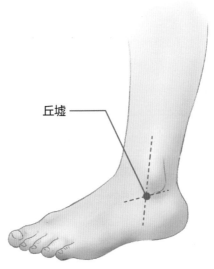

丘墟

丘墟 定位：在足外踝的前下方，趾长伸肌腱（第2～5趾向上伸展时显露的肌腱）的外侧凹陷中。

快速取穴：在足外踝的前下方，外踝前缘垂线与下缘水平线交点，按压有凹陷处。

操作：直刺1～1.5寸，留针20～30分钟。

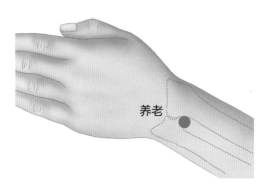

养老

养老 定位：前臂背面尺侧（小指侧），尺骨小头近端桡侧凹陷中。

快速取穴：一只手手心朝下，平放在胸前，另一只手的食指点在手腕关节高出的那块骨头上，然后手往里一翻，食指就跑到一条缝里面去了，这个缝就是养老穴。

操作：直刺0.5～0.8寸，留针20～30分钟。

阿是穴 定位：腰部痛点为腧穴，即哪里痛针刺哪里。

操作：直刺或斜刺0.5～0.8寸，留针20～30分钟。

足太阳筋络：主穴+委中

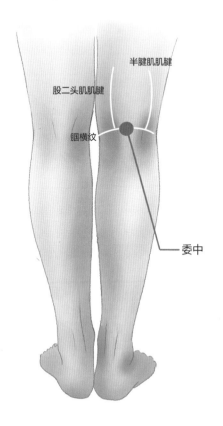

半腱肌肌腱

股二头肌肌腱

腘横纹

委中

委中 定位：在腘横纹中点，股二头肌肌腱
与半腱肌肌腱中间。

操作：直刺1~1.5寸，提插泻法（请
扫二维码观看补泻手法视频），
使肢体抽动；留针20~30分钟。

足少阳筋络：主穴+悬钟

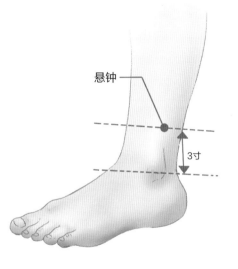

悬钟

3寸

悬钟 定位：小腿外侧，外踝尖上3寸（4横
指），腓骨前缘。

操作：直刺1~1.5寸，留针20~30
分钟。

足少阴筋络：主穴+然谷

然谷 定位：在足内侧缘，舟骨粗隆下
方赤白肉际处，按压有酸
胀感。

快速取穴：内踝前下方有一明显
骨性标志——舟骨，其
前下方凹陷处即为然谷穴。

操作：直刺0.5~1寸，留针20~
30分钟。

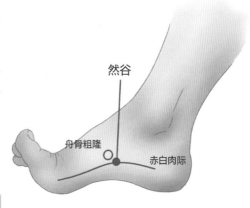

足太阴筋络：主穴+商丘

商丘 定位：足内踝前下方凹陷处。

操作：直刺 0.5~0.8 寸，留针
20~30 分钟。

【医师叮嘱】针刺需专业人员操作，
请谨慎操作。针刺强度以患者能接受
为度。

①受伤后适当限制足部活动，避免
加重病情。

②扭伤早期应冷敷，24 小时后
热敷。

③第 2 天可开始温针灸。

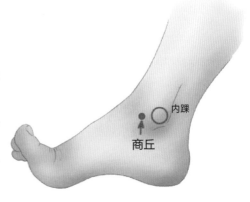

腰肌劳损

【概述】腰痛又称"腰脊痛"，是以腰部疼痛为主症的病证。本病基本病机为腰部经络不通，气血痹阻，或肾精亏虚，腰部失于濡养、温煦。

【主要症状】腰部疼痛。治法：通经止痛。

证型	辨证要点
寒湿腰痛	腰部冷痛有坠感，阴雨天或受寒则症状加重。舌淡，苔白滑，脉弦迟
瘀血腰痛	多有外伤史，腰部刺痛，痛处固定。舌质暗或有瘀斑，脉涩
肾虚腰痛	腰部酸痛，遇劳则症状加重。脉细

【穴位】取局部穴位及足太阳经穴为主。

主穴	肾俞、大肠俞、委中、腰夹脊穴、阿是穴
寒湿腰痛	主穴 + 腰阳关
瘀血腰痛	主穴 + 膈俞
肾虚腰痛	主穴 + 太溪

【操作步骤】寒湿腰痛、肾虚腰痛可加灸法。体位：俯卧位。

主穴

肾俞 定位：在腰部，第2腰椎棘突下，后正中线旁开1.5寸。

快速取穴：肚脐水平线与脊柱相交处旁开2横指处。

操作：斜刺0.5～0.8寸，留针20～30分钟。

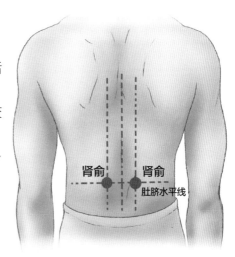

肾俞　肾俞
肚脐水平线

大肠俞　定位：在腰部，第 4 腰椎棘
突下，后正中线旁开
1.5 寸。

快速取穴：两侧髂嵴最高点连
线与脊柱的交点，旁开
2 横指处。

操作：斜刺 0.5～0.8 寸，留针
20～30 分钟。

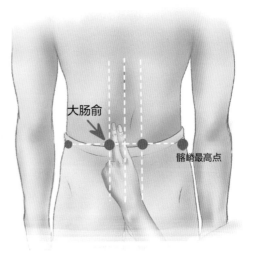

委中　定位：在腘横纹中点，股二头肌肌腱与
半腱肌肌腱中间。

操作：直 刺 1～1.5 寸，留 针 20～30
分钟。

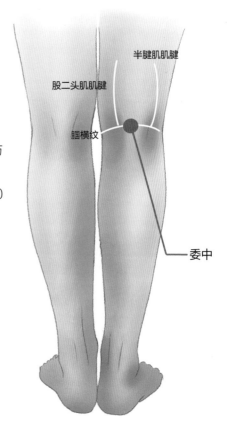

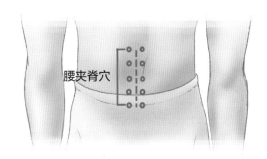

腰夹脊穴

腰夹脊穴 定位：从第1腰椎至第5腰椎棘突下两侧，后正中线旁开0.5寸（半横指）。

操作：直刺 0.3～0.5 寸，留针 20～30 分钟。

阿是穴 定位：腰部痛点为腧穴，即哪里痛针刺哪里。

操作：直刺或斜刺 0.5～0.8 寸，留针 20～30 分钟。

寒湿腰痛：主穴+腰阳关

腰阳关 定位：在腰部，后正中线上，第4腰椎棘突下凹陷处。

快速取穴：两侧髂嵴最高点连线与后正中线的交点（可参照大肠俞，见第128页），为第4腰椎棘突，其下凹陷处即为此穴。

操作：针尖向上斜刺 1～1.5寸，留针20～30分钟。

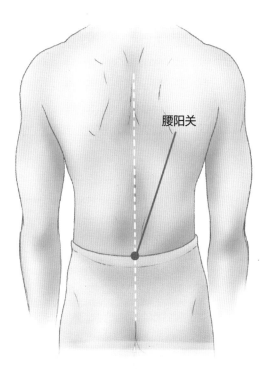

腰阳关

膈俞 定位：在背部，第7胸椎棘突下，后正中线旁开1.5寸。

快速取穴：肩胛下角水平线与脊柱相交处（第7胸椎棘突），其下缘旁开2横指处。

操作：直刺0.5～1寸，留针20～30分钟。

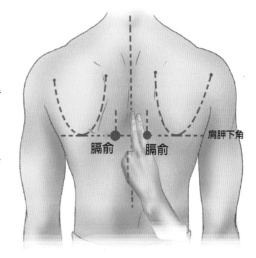

膈俞　　膈俞　　　　　肩胛下角

肾虚腰痛：主穴+太溪

太溪 定位：在足内侧，内踝尖与跟腱之间的凹陷处。

操作：直刺0.5～0.8寸，留针20～30分钟。

【医师叮嘱】针刺需专业人员操作，请谨慎操作。针刺强度以患者能接受为度。

①避免久坐不动。

②加强日常锻炼，日常养成良好的走路姿势与仪态，避免加重腰部负荷。

③可加温针灸。

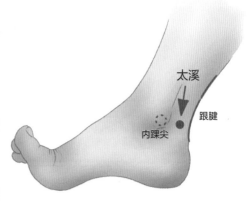

太溪

内踝尖　跟腱

肩周炎
（漏肩风）

【概述】肩周炎是以肩部疼痛、痛处固定、活动受限为主症的疾病。因本病多发于 50 岁左右的成人，故称为"五十肩"。本病病位在肩部筋肉，基本病机为肩部经络不通或筋肉失于气血温煦和濡养。

【主要症状】肩部疼痛，夜间为甚，常因天气变化或劳累而症状加重。治法：通经活络，舒筋止痛。

证型	辨证要点
手阳明经型	疼痛以肩前外侧部为主且压痛明显，肩髃穴处疼痛或压痛明显，肩外展时疼痛加重
手少阳经型	疼痛以肩外侧部为主且压痛明显，肩髎穴处疼痛或压痛明显，肩外展时疼痛加重
手太阳经型	疼痛以肩后部为主且压痛明显，肩贞、臑俞穴疼痛明显或压痛明显，肩内收时疼痛加重
手太阴经型	疼痛以肩前部为主且压痛明显，肩后伸时疼痛加重

【穴位】取局部穴位为主，配合循经远端取穴。

主穴	肩髃、肩髎、肩贞、肩前、阳陵泉、条口透承山、阿是穴
手阳明经型	主穴 + 三间
手少阳经型	主穴 + 中渚
手太阳经型	主穴 + 后溪
手太阴经型	主穴 + 列缺

【操作步骤】泻法或平补平泻。先针刺远端穴，行针后让患者活动肩关节。体位：坐位。

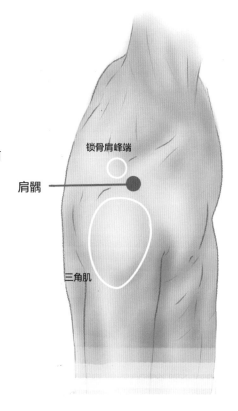

肩髃 定位：肩外展或向前平伸时，肩峰前
下方凹陷处。

操作：直刺或向上斜刺 0.8～1.5 寸，
留针 20～30 分钟。

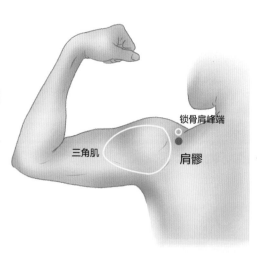

肩髎 定位：臂外展时，肩峰后下方凹
陷处。

操作：直刺 1～1.5 寸，留针 20～
30 分钟。

肩贞 定位：臂内收时，腋后纹头上1寸（1横指）。

操作：直刺1～1.5寸，留针20～30分钟。

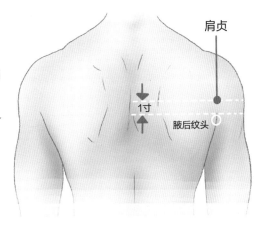

肩前 定位：正坐垂肩，腋前皱襞顶端与肩髃（见第132页）连线中点。

操作：直刺或向上斜刺0.8～1.5寸，留针20～30分钟。

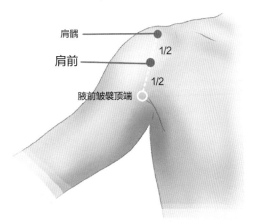

阳陵泉 定位：小腿外侧，腓骨小头前下方凹陷处。

操作：直刺或斜刺0.5～1寸，留针20～30分钟。

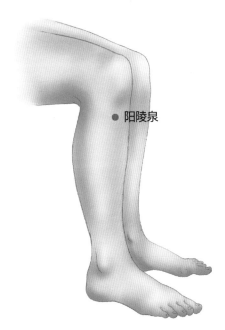

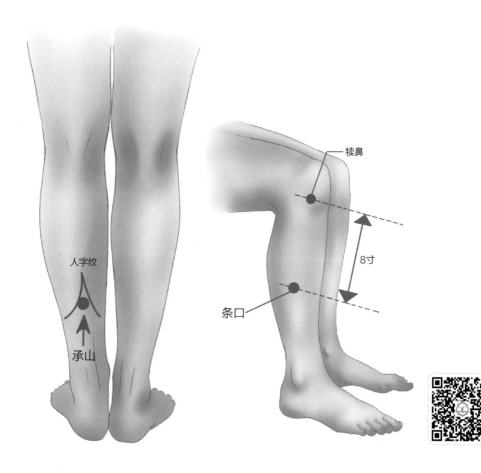

人字纹

承山

犊鼻

8寸

条口

条口透承山　定位：承山，即小腿后面正中，委中（见第128页）与昆仑穴（见第141页）之间，当伸直小腿或足跟上提时腓肠肌肌腹下出现的尖角凹陷处；条口，即小腿前外侧，犊鼻下8寸，距胫骨前缘1横指。

　　　　快速取穴：条口，即上巨虚（见第81页）下3横指。承山：伸直小腿或足跟上提时，腓肠肌肌腹下尖角凹陷处。

　　　　操作：留针20~30分钟（请扫二维码观看进针视频）。

阿是穴　定位：痛点为腧，即哪里痛针刺哪里。

　　　　操作：直刺或斜刺0.5~1寸，留针20~30分钟。

手阳明经型：主穴+三间

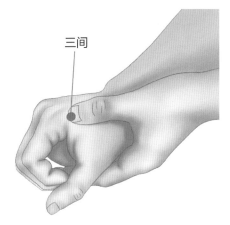

三间

三间 定位：微握拳，在食指桡侧（偏拇指侧）第2掌指关节后凹陷处。

操作：直刺 0.3～0.5 寸，留针 20～30 分钟。

手少阳经型：主穴+中渚

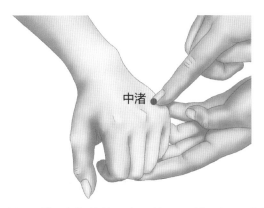

中渚

中渚 定位：在手背部，第4掌指关节后方，第4、5掌骨间凹陷处。

操作：直刺或斜刺 0.5～0.8 寸，留针 20～30 分钟。

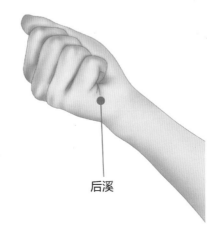

后溪

后溪 定位：在手掌尺侧，微握拳，第5掌指关节后缘，掌指横纹尺侧赤白肉
际处。

操作：直刺或斜刺 0.5～1 寸，留针 20～30 分钟。

手太阴经型：主穴+列缺

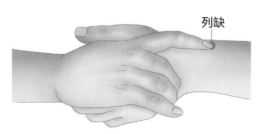

列缺

列缺 定位：两手虎口自然平直交叉，一手食指按在另一手桡骨茎突（腕后拇指侧
高处）上，食指指尖下即为此穴。

操作：直刺或斜刺 0.5～1 寸，留针 20～30 分钟。

【医师叮嘱】针刺需专业人员操作，请谨慎操作。针刺强度以患者能接受为度。

①较长时间治疗无缓解的，应注意排除其他疾病。

②患者治疗期间应配合适当肩关节功能训练，注意肩部保暖。

肘痛

【概述】肘痛是以肘部疼痛为主症的病证。一般起病缓慢，常反复发作，无明显外伤，多见于从事经常旋转前臂和屈伸肘关节的劳动者。本病病位在肘部手三阳经筋，基本病机是筋脉不通，气血闭阻。

【主要症状】肘关节活动时疼痛，有时可向前臂、腕部和上肢放射，局部肿痛不明显，有明显无固定压痛点，肘关节活动不受限。治法：通经活络，舒筋止痛。

证型	辨证要点
手阳明经型	肘关节外上方有明显压痛点，俗称网球肘
手太阳经型	肘关节内下方有明显压痛点，俗称高尔夫球肘
手少阳经型	肘关节外部有明显压痛点，俗称矿工肘

【穴位】取局部穴位为主。

主穴	曲池、肘髎、阳陵泉、阿是穴
手阳明经型	主穴 + 手三里、三间
手太阳经型	主穴 + 小海、阳谷
手少阳经型	主穴 + 天井、外关

【操作步骤】泻法。先针对侧阳陵泉处压痛点，同时活动患部。局部压痛点多向透刺，或多针齐刺，可配合灸法。体位：坐位。

主穴

曲池 定位：在肘横纹外侧端，屈肘，当尺泽（见第56页）与肱骨外上髁连线中点。

操作：直刺或斜刺 0.5～1寸，留针20～30分钟。

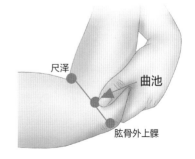
尺泽　曲池　肱骨外上髁

肘髎 定位：在臂外侧，屈肘，曲池（见第137页）上方1寸（1横指），肱骨边缘。

操作：直刺0.5~1寸，留针20~30分钟。

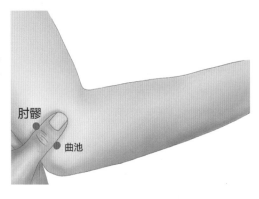

阳陵泉 定位：小腿外侧，当腓骨小头前下方凹陷处。

操作：直刺或斜刺0.5~1寸，留针20~30分钟。

阿是穴 定位：痛点为腧，即哪里痛针刺哪里。

操作：直刺或斜刺0.5~1寸，留针20~30分钟。

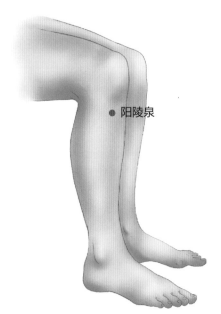

> **手阳明经型：主穴+手三里、三间**

手三里 定位：在前部背面桡侧，阳溪（见第121页）与曲池（见第137页）连线上，肘横纹下2寸（3横指）。

操作：直刺0.5~1寸，留针20~30分钟。

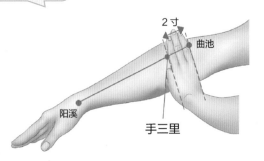

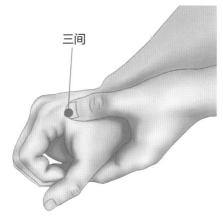

三间

三间   定位：微握拳，在食指桡侧（偏拇指侧）第2掌指关节后凹陷处。

操作：直刺 0.3～0.5 寸，留针 20～30 分钟。

手太阳经型：主穴+小海、阳谷

小海   定位：在肘内侧，当尺骨鹰嘴
与肱骨内上髁之间凹
陷处。

快速取穴：屈肘关节，肘尖最高
点与肘部内侧（小指侧）
高骨最高点之间的凹陷处。

操作：直刺 0.3～0.8 寸，留针
20～30 分钟。

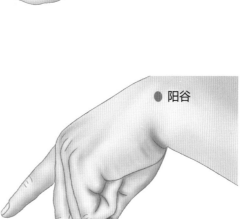

小海

阳谷   定位：在尺骨茎突与三角骨之间
的凹陷处。

快速取穴：屈腕，在靠近小指侧
的手腕背部，两骨之间
的凹陷处即是此穴。

操作：直刺 0.3～0.5 寸，留针
20～30 分钟。

阳谷

天井 定位：屈肘时肘尖直上1寸
（1横指）凹陷处。

操作：直刺0.3～1寸，留针
20～30分钟。

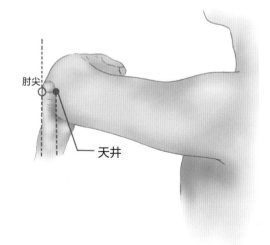

外关 定位：在前臂背侧，阳池与肘
尖连线上，腕背侧横纹
上2寸（3横指），尺
骨与桡骨（两大骨）
之间。

操作：直刺或斜刺0.5～1寸，
留针20～30分钟。

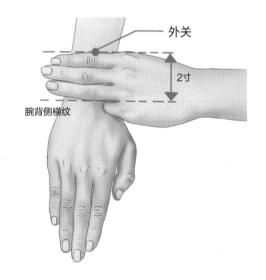

【医师叮嘱】针刺需专业人员操
作，请谨慎操作。针刺强度以患者
能接受为度。

①急性期患者减少肘关节活动，
注意局部保暖。

②可配合推拿、药物敷熏等治疗。

③运动针法。

足跟痛

【概述】足跟痛是急性或慢性损伤引起的足跟部疼痛。本病病位在足部筋膜，基本病机为筋脉不通（实证）、不荣（虚证）。

【主要症状】站立或行走时足跟及足底疼痛，不敢着地。疼痛可向前扩散到前脚掌，运动及行走时疼痛加重，休息时减轻。治法：疏经通络。

【穴位】取局部穴位及足太阴、足太阳经穴为主。

主穴：照海、昆仑、申脉、悬钟、阿是穴。

【操作步骤】常规针刺，泻法或平补平泻。体位：俯卧位。

照海 定位：在足内侧，内踝尖下凹陷处。

操作：直刺 0.8～1.2 寸，补照海（请扫二维码观看补泻针刺视频），留针20～30 分钟。

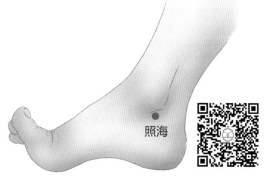

昆仑 定位：在外踝后方，外踝尖与跟腱之间的凹陷处。

操作：直刺 0.5～0.8 寸，留针 20～30 分钟。

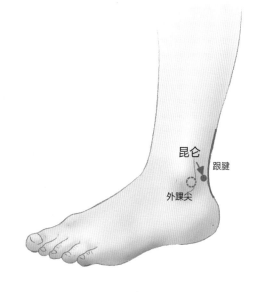

申脉　定位：足外侧外踝尖下凹陷处。

操作：直刺或斜刺0.5～1寸，留针20～30分钟。

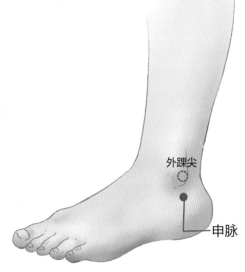

外踝尖

申脉

悬钟　定位：小腿外侧，外踝尖上3寸（4横指），腓骨前缘。

操作：直刺或斜刺0.5～1寸，留针20～30分钟。

阿是穴　穴位：痛点为腧，即哪里痛针刺哪里。

操作：直刺或斜刺0.5～1寸，留针20～30分钟。

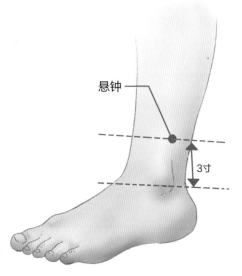

悬钟

3寸

【医师叮嘱】针刺需专业人员操作，请谨慎操作。针刺强度以患者能接受为度。

①急性期患者应注意休息，症状缓解后应减少站立或步行时间。

②平时应多穿软底鞋，或在患足鞋内放置海绵垫。

③注意劳逸结合，避免风冷潮湿。

妇科、五官科
病证的针灸治疗

月经不调

【概述】月经不调是以月经周期及经量、经色、经质的异常为主症的月经病。临床上有月经先期、月经后期、月经先后不定期等情况。本病病位在胞宫，基本病机为冲任失调。

【主要症状】

证型	辨证要点	治法
月经先期	经期提前1～2周，连续2个月经周期以上者	益气调经
月经后期	经期延后1～2周，甚至3～5个月来一次，连续2个月经周期以上者	温经散寒，补血调经
月经先后不定期	经期提前或延后1～2周，连续3个周期以上者	疏肝益肾，调理冲任

【穴位】

证型	取穴	穴位
月经先期	以任脉及足太阴经穴为主	关元、血海、三阴交
月经后期	以任脉与足阳明、足太阴经穴为主	气海、归来、三阴交
月经先后不定期	以任脉与足太阴经穴为主	关元、三阴交

【操作步骤】毫针常规针刺。体位：侧卧位。

月经先期

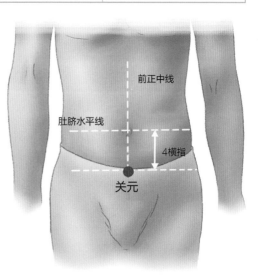

关元 定位：在下腹部，前正中线上，脐下3寸（4横指）。

操作：向下斜刺1.5～2寸，留针20～30分钟。

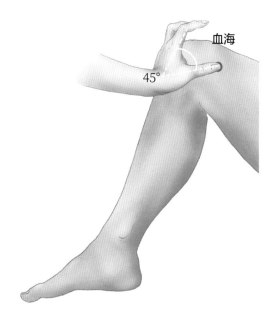

血海 定位：屈膝，在大腿内侧，髌底内侧端上2寸，当股四头肌内侧头的隆起处。

快速取穴：在大腿内侧，左（右）手掌心对准右（左）膝盖骨上缘，第2~5指向上伸直，拇指与其余四指成45°，拇指尖下即为本穴。

操作：直刺1~1.5寸，留针20~30分钟。

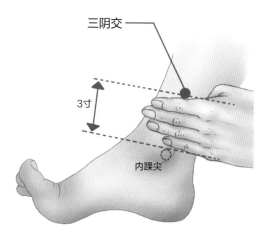

三阴交 定位：小腿内侧，足内踝尖上3寸（4横指），胫骨内侧后缘。

操作：直刺1~1.5寸，留针20~30分钟（孕妇禁针）。

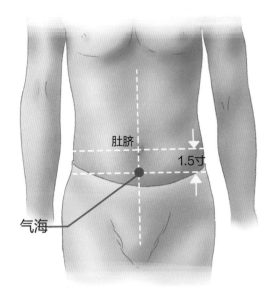

气海 定位：前正中线上，脐下1.5寸（约2横指）。

操作：向下斜刺1～1.5寸，留针20～30分钟。

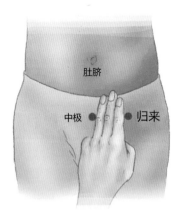

归来 定位：脐下4寸（5横指）（此处为中极穴），前正中线旁开2寸（3
横指）。

操作：直刺1～1.5寸，留针20～30分钟。

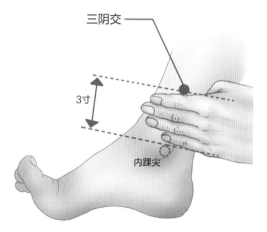

三阴交　定位：小腿内侧，足内踝尖上3寸（4横指），胫骨内侧后缘。

操作：直刺 1～1.5 寸，留针 20～30 分钟（孕妇禁针）。

月经先后不定期

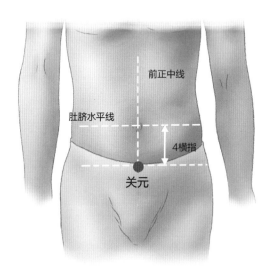

关元　定位：在下腹部，前正中线上，脐下3寸（4横指）。

操作：向下斜刺 1.5～2 寸，留针 20～30 分钟。

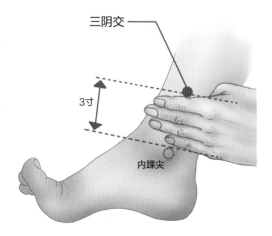

三阴交　定位：在内踝尖上3寸（4横指），胫骨内侧后方。

操作：直刺 1～1.5 寸，留针 20～30 分钟（孕妇禁针）。

【医师叮嘱】针刺需专业人员操作，请谨慎操作。针刺强度以患者能接受为度。针灸对于功能性月经不调有较好治疗效果，若是器质性病变引起的月经不调要注意查明病因。

痛经

【概述】痛经是指经期或行经前后出现的周期性小腹疼痛。本病病位在胞宫，基本病机为不通（实证）或不荣（虚证）。

【主要症状】经期或行经前后出现的周期性小腹疼痛。治法：调理冲任，温经止痛。

证型	辨证要点
气滞	胀痛为主，以胸胁、乳房胀痛为主，经血多血块。舌有瘀斑、瘀点，脉涩
寒凝	冷痛为主，得温则减，脉紧
体虚	痛处喜按，脉细

【穴位】取任脉及足太阴经穴为主。

主穴	中极、三阴交、地机、次髎
气滞	主穴＋太冲、血海
寒凝	主穴＋关元、归来
体虚	主穴＋气海、肾俞

【操作步骤】针刺中极，以连续捻转手法，使针感向下传导。其他穴位常规针刺。体位：俯卧位。

主穴

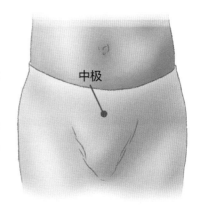

中极 定位：在下腹部，前正中线上，肚脐下4寸。

快速取穴：关元穴（见第152页）下1横指。

操作：直刺1～1.5寸，留针20～30分钟。

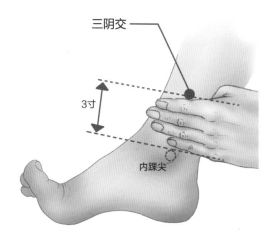

三阴交 定位：小腿内侧，足内踝尖上3寸（4横指），胫骨内侧后缘。
操作：直刺1～1.5寸，留针20～30分钟（孕妇禁针）。

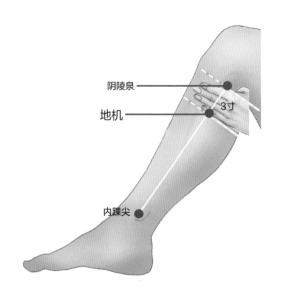

地机 定位：小腿内侧，在阴陵泉和内踝尖的连线上，阴陵泉（见第105页）下
3寸（4横指）。
操作：直刺1～1.5寸，留针20～30分钟。

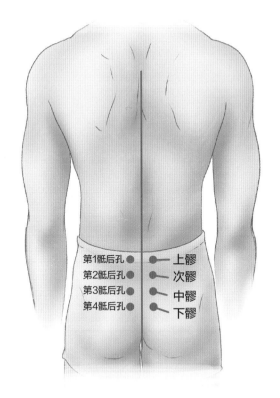

第1骶后孔 ● — 上髎
第2骶后孔 ● — 次髎
第3骶后孔 ● — 中髎
第4骶后孔 ● — 下髎

次髎 定位：在骶部，适对第2骶后孔。

操作：直刺1～1.5寸，留针20～30分钟。

气滞：主穴+太冲、血海

太冲 定位：在足背部，第1、2跖骨结合部前方凹陷处。

快速取穴：在足背，沿第1、第2趾间横纹向足背上推，感到有一凹陷处即为太冲穴。

操作：斜刺0.5～1寸、留针20～30分钟。

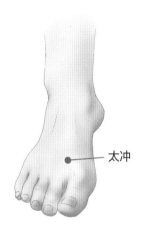

— 太冲

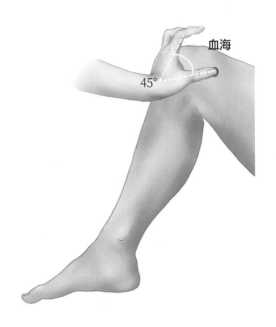

血海 定位：屈膝，在大腿内侧，髌底内侧端上2寸，当股四头肌内侧头的隆起处。

快速取穴：在大腿内侧，左（右）手掌心对准右（左）膝盖骨上缘，第2～5
指向上伸直，拇指与其余四指成45°，拇指尖下即为本穴。

操作：直刺1～1.5寸，留针20～30分钟。

寒凝：主穴+关元、归来

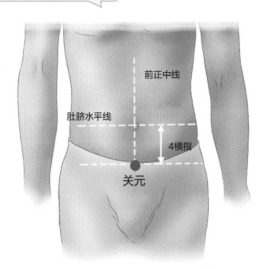

关元 定位：在下腹部，前正中线上，脐下3寸（4横指）。

操作：向下斜刺1.5～2寸，留针20～30分钟。

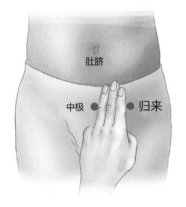

归来 定位：肚脐下4寸（5横指），前正中线旁开2寸（3横指），乳头直下。
操作：直刺 1～1.5 寸，留针 20～30 分钟。

体虚：主穴+气海、肾俞

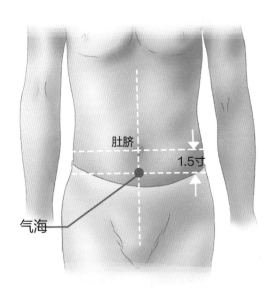

气海 定位：前正中线上，脐下1.5寸（约2横指）。
操作：向下斜刺 1～1.5 寸，留针 20～30 分钟。

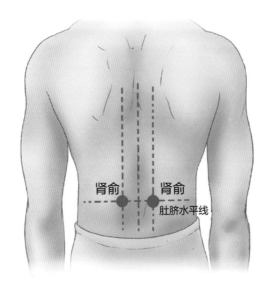

肾俞 定位：在腰部，第2腰椎棘突下，后正中线旁开1.5寸。

　　　　快速取穴：肚脐水平线与脊柱相交处旁开 2 横指处。

　　　　操作：斜刺 0.5～0.8 寸，留针 20～30 分钟。

【医师叮嘱】针刺需专业人员操作，请谨慎操作。针刺强度以患者能接受为度。

①预防痛经时多在经前 3～7 日开始治疗，连续治疗 3 个月经周期为一疗程。

②对于继发性痛经，应注意查明原发病因。

③注意经期卫生以及保暖，避免过食生冷食物、过度紧张、过度劳累。

④可艾灸。

闭经

【概述】闭经是指年逾 16 周岁而月经未来或已经行经而又中断 3 个周期以上的病证。基本病位在胞宫，基本病机为血海空虚或脉道不通。

【主要症状】年逾 16 周岁而月经未来或已经行经而又中断 3 个周期以上。治法：调理冲任，活血通经。

证型	辨证要点
血枯经闭	月经16岁未来或已经行经但经量逐渐减少，直至闭经。脉细
血滞经闭	经闭，或情绪抑郁烦躁，身体胀痛，舌质紫暗；或小腹冷痛喜温，脉沉迟

【穴位】以任脉与足三阴经穴位为主

血枯经闭	关元、脾俞、肾俞、足三里
血滞经闭	中极、太冲、三阴交、合谷

【操作步骤】血枯经闭用补法，可灸；血滞经闭用泻法。常规针刺。体位：侧卧位。

血枯经闭

关元 定位：在下腹部，前正中线上，脐下3寸（4横指）。
操作：关元用大艾炷重灸法。

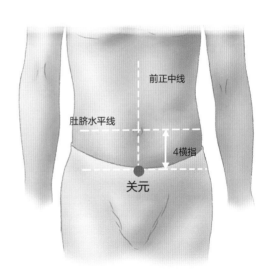

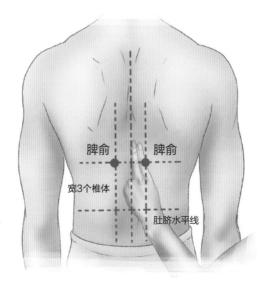

脾俞 定位：在背部，第11胸椎棘突下，后正中线旁开1.5寸。

快速取穴：肚脐水平线与脊柱相交处，再向上推 3 个椎体，其下缘旁开 2 横指处。

操作：直刺或斜刺 0.5～1 寸，留针 20～30 分钟。

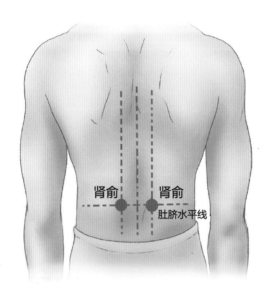

肾俞 定位：在腰部，第2腰椎棘突下，后正中线旁开1.5寸。

快速取穴：肚脐水平线与脊柱相交处旁开 2 横指处。

操作：斜刺 0.5～0.8 寸，留针 20～30 分钟。

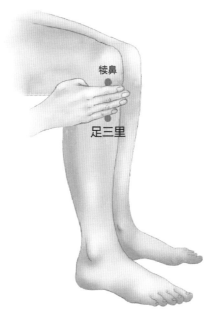

足三里 定位：小腿外侧，当犊鼻下3寸（约4横指），胫骨前嵴外1横指处。

快速取穴：站立弯腰，用同侧手虎口围住髌骨上外缘，其余4指向下，中指指尖处即为此穴。

操作：直刺或斜刺0.5～1寸，留针20～30分钟。

血滞经闭

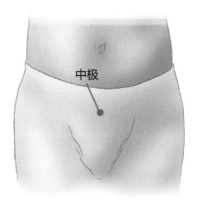

中极 定位：在下腹部，前正中线上，脐下4寸。

快速取穴：关元穴（见第155页）下1横指。

操作：直刺1～1.5寸，留针20～30分钟。

太冲 定位：在足背，第1、2跖骨结合部之前的凹陷中。

快速取穴：在足背，沿第1、第2趾间横纹向足背上推，感到有一凹陷处即为太冲穴。

操作：直刺 0.5～0.8 寸，留针 20～30 分钟。

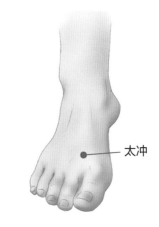

太冲

三阴交 定位：小腿内侧，足内踝尖上3寸（4横指），胫骨内侧后缘。

操作：三阴交用提插补法（请扫二维码观看针刺手法视频），直刺或斜刺 0.5～1 寸。留针 20～30 分钟。

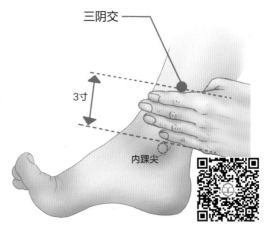

三阴交

3寸

内踝尖

合谷 定位：在手背，第1、2掌骨间，当第2掌骨桡侧的中点处。

快速取穴：以一手的拇指指间关节横纹，放在另一手拇指、食指之间的趾蹼缘上，当拇指尖下即为此穴。

操作：直刺或斜刺 0.5～1 寸，留针 20～30 分钟。

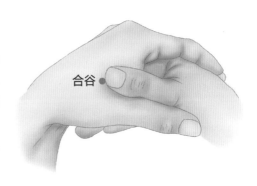

合谷

【医师叮嘱】针刺需专业人员操作，请谨慎操作。针刺强度以患者能接受为度。

①经闭时首先要与妊娠进行鉴别。

②治疗前要先进行有关检查，明确发病原因。

绝经期综合征

【概述】绝经期综合征是指绝经期前后出现的以月经停止或者月经紊乱、忧郁或烦躁易怒等一系列症状为主要表现的病证。本病病位主要在肾，基本病机为肾精不足，冲任亏虚。

【主要症状】绝经期前后出现月经紊乱、情绪不宁、躁热汗出等症状。

治法：补益肾精，调理冲任。

【穴位】以任脉穴及肾的背俞穴、原穴为主。

主穴：关元、三阴交、肾俞、太溪。

【操作步骤】毫针常规针刺，补法或平补平泻。体位：侧卧位。

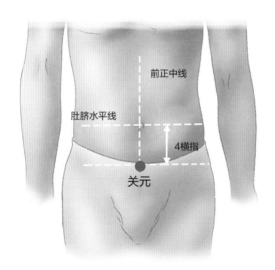

关元　定位：在下腹部，前正中线上，脐下3寸（4横指）。
　　　　操作：关元用大艾炷重灸法。

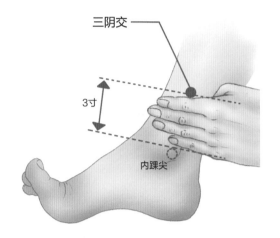

三阴交 定位：小腿内侧，足内踝尖上3寸（4横指），胫骨内侧后缘。
操作：直刺1～1.5寸，留针20～30分钟（孕妇禁针）。

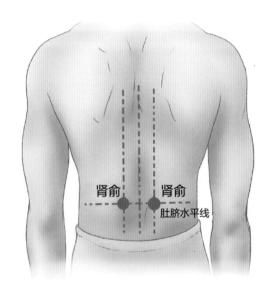

肾俞 定位：在腰部，当第2腰椎棘突下，后正中线旁开1.5寸。
快速取穴：肚脐水平线与脊柱相交处旁开2横指处。
操作：直刺或斜刺0.5～1寸，留针20～30分钟。

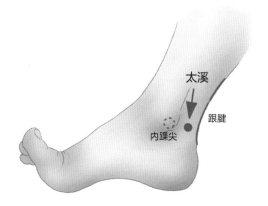

太溪 = 太溪

跟腱

内踝尖

太溪 定位：在足内侧，内踝尖与跟腱之间的凹陷处。

操作：直刺或斜刺 0.5～1 寸，留针 20～30 分钟。

【医师叮嘱】针刺需专业人员操作，请谨慎操作；针刺强度以患者能接受为度；患者需放松心情。

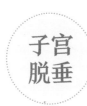

子宫
脱垂

【概述】子宫脱垂是指子宫从正常位置沿阴道下降，宫颈外口达坐骨棘水平以下，甚至子宫全部脱出于阴道口外，或阴道壁膨出。本病病位在胞宫，基本病机为气虚下陷，冲任不固，带脉失约，无力系胞。

【主要症状】子宫下移，或脱出阴道口外。治法：补气益肾，固摄胞宫。

【穴位】以任脉、督脉穴为主。

主穴：百会、气海、大赫、维道、子宫。

【操作步骤】穴位常规针刺。体位：仰卧位。

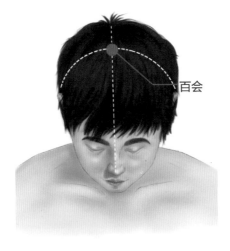

百会

百会 定位：在头部，两耳尖连线与头正中线相交处。

操作：百会沿前后方向平刺（请扫二维码观看进针视频），先针后灸或针灸同步，平刺0.5～0.8寸，留针20～30分钟。

气海 定位：前正中线上，脐下1.5寸（约2横指）。

操作：向下斜刺1～1.5寸，留针20～30分钟。

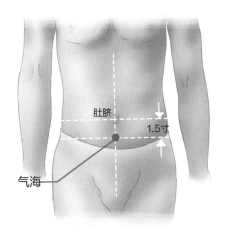

大赫 定位：在下腹部，脐下4寸，前正中线旁开0.5寸（即中极穴旁开半横指）。

操作：直刺1～1.5寸，留针20～30分钟。

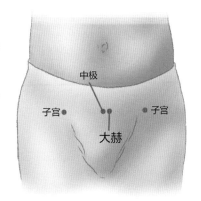

子宫 定位：在下腹部，脐下4寸（即中极穴），前正中线旁开3寸（4横指）。

操作：直刺0.8～1.2寸，留针20～30分钟。

【医师叮嘱】针刺需专业人员操作，请谨慎操作。针刺强度以患者能接受为度。

① 轻度子宫脱垂者针灸疗效明显，中、重度患者应针药并用，综合治疗。

② 治疗期间，指导患者做肛提肌训练。

③ 患者应注意休息，不宜久蹲或从事担、提重物等体力劳动。

④ 禁房事。

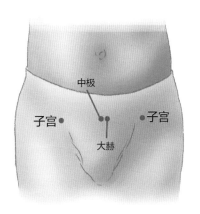

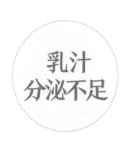

乳汁分泌不足

【概述】乳汁分泌不足是指产后哺乳期产妇乳汁少或无乳汁。本病病位在乳房，基本病机为乳络不通或乳汁生化不足。

【主要症状】产后哺乳期乳汁少或无乳汁。治法：调理气血，疏通乳络。

证型	辨证要点
气血不足	兼见头晕心悸，面色苍白，唇甲无华。舌淡，苔薄，脉细弱
肝郁痰结	兼见情志抑郁，胸闷痰多

【穴位】以足阳明经穴为主。

主穴	膻中、乳根、少泽
气血不足	主穴 + 脾俞、足三里
肝郁痰结	主穴 + 太冲、丰隆

【操作步骤】常规针刺。膻中与乳根可配合拔罐。

主穴

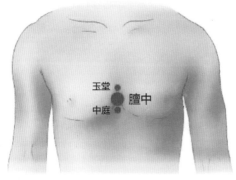

膻中 定位：在胸部，两乳头连线中点，横平第4肋间。

操作：向两侧乳房平刺 0.3～0.5 寸（请扫二维码观看进针视频），留针 20～30 分钟。

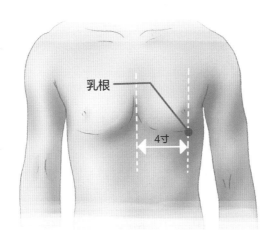

乳根 定位：在胸部，乳头直下，乳房根部，第5肋间隙，前正中线旁开4寸（约5横指）。

操作：向乳房基底部平刺0.5～0.8寸，使乳房有微胀感，留针20～30分钟。

少泽 定位：在手小指末节内侧，距指甲角旁0.1寸。

操作：浅刺0.1寸。

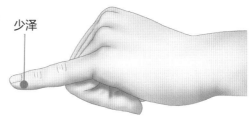

气血不足：主穴+脾俞、足三里

脾俞 定位：在背部，第11胸椎棘突下，后正中线旁开1.5寸。

快速取穴：肚脐水平线与脊柱相交处，再向上推3个椎体，其下缘旁开2横指处。

操作：直刺或斜刺0.5～1寸，留针20～30分钟。

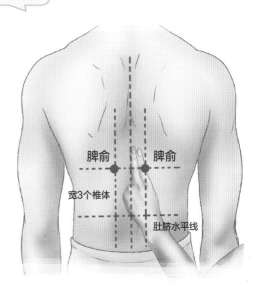

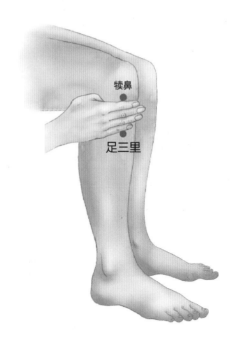

足三里 定位：小腿前外侧，当犊鼻下3寸（约4横指），胫骨前嵴外1横指处。

快速取穴：站立弯腰，用同侧手虎口围住髌骨上外缘，其余4指向下，中
指指尖处即为此穴。

操作：直刺或斜刺0.5～1寸，留针20～30分钟。

肝郁痰结：主穴+太冲、丰隆

太冲 定位：在足背，第1、2跖骨结合部之前
的凹陷中。

快速取穴：在足背，沿第1、第2趾间横
纹向足背上推，感到有一凹陷处
即为太冲穴。

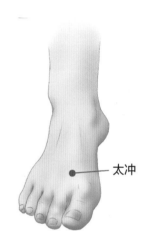

太冲

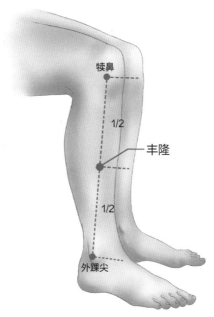

犊鼻

1/2

丰隆

1/2

外踝尖

丰隆 定位：在小腿前外侧，当外踝尖上8寸，条口外，距胫骨前缘2横指。

快速取穴：屈膝，在犊鼻与外踝尖之间连一条线，线的中点处即为此穴。

操作：穴位直刺或斜刺 0.5～1 寸，留针 20～30 分钟。

【医师叮嘱】针刺需专业人员操作，请谨慎操作。针刺强度以患者能接受为度。

①治疗期间患者应调畅情志，加强营养，避免过劳，保证充足睡眠。

②对乳汁壅滞者、乳房胀痛者，应避免挤压乳房，防止发生乳痈。

近视

【概述】近视是以近处视物清晰、远处视物模糊为临床特征的眼病。本病病位在眼，基本病机是目络瘀阻，目失所养。

【主要症状】视近物清稀，视远物模糊，视力减退。治法：通经活络明目。

【穴位】以局部穴位为主。

主穴：睛明、承泣、四白、太阳、风池、光明。

【操作步骤】体位：仰卧位。

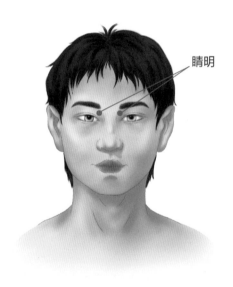

睛明

睛明 定位：在面部，内眼角稍上方凹陷处。

操作：嘱咐患者闭目，左手向外侧固定眼球，右手紧靠眼眶缘直刺，轻柔进针 0.5～1 寸，不行提插捻转手法，出针时按压针孔片刻（请扫二维码观看针刺视频），留针 20～30 分钟。

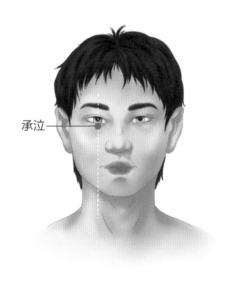

承泣 定位：在面部，目正视，瞳孔直下，眼球与眶下缘之间。

操作：嘱咐患者闭目，左手向外侧固定眼球，右手紧靠眼眶缘直刺，轻柔进针 0.5～1 寸，不行提插捻转手法，出针时按压针孔片刻（请扫二维码观看针刺视频），留针 20～30 分钟。

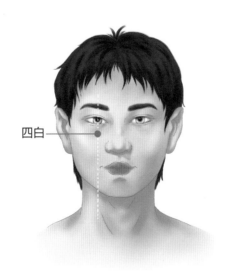

四白 定位：在面部，目正视，瞳孔直下，眶下孔凹陷处。

操作：直刺 0.3～0.5 寸，留针 20～30 分钟。

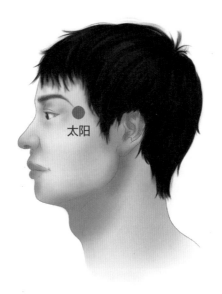

太阳 定位：在颞部，当眉梢与目外眦之间，向后约1横指凹陷处。

操作：直刺 0.3～0.5 寸，留针 20～30 分钟。

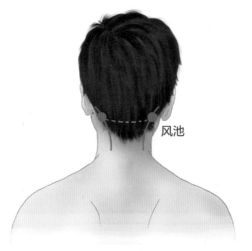

风池 定位：在颈后区，枕骨之下，胸锁乳突肌上端与斜方肌之间的凹陷中。

快速取穴：正坐，后头骨下两条大筋外缘凹陷中，与耳垂平齐处。

操作：针尖微向下，向鼻尖方向斜刺 0.8～1.2 寸或平刺透风府穴（请扫二维码观看针刺视频）。留针 20～30 分钟。

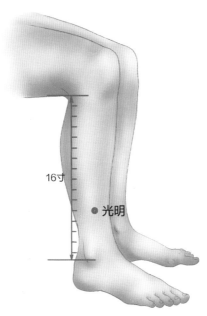

16寸

● 光明

光明 定位：小腿外侧，外踝尖上5寸，腓骨前缘。

操作：针尖向上斜刺 1～1.5 寸，使针感向上传导，留针 20～30 分钟。

【医师叮嘱】针刺需专业人员操作，请谨慎操作。针刺强度以患者能接受为度。

① 对假性近视针刺疗效显著，年纪越小治愈率越高。

② 平时注意用眼卫生。

③ 日常注意保护视力，避免长时间用眼。

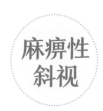

麻痹性斜视

【概述】斜视是以双目注视目标时黑睛向内或向外偏斜为特征的眼病，古称"双目通睛""睊目"等。两眼向内对视称为"对眼"，两眼向外斜视称为"斜白眼"。多见于儿童。本病病位在眼，基本病机为脾胃之气不足，络脉空虚，风邪乘虚侵袭，目系拘急而成；或肾阴亏虚，肝风内动；或外伤、气血瘀滞，经筋弛缓，目珠维系失衡而致。

【主要症状】一眼或双眼黑睛向内或向外偏斜，转动受限，视一为二。治法：平肝息风，化瘀通络。

证型	辨证要点
风邪侵袭	发病急骤，伴头目疼痛或眩晕，上眼睑下垂，恶寒发热
肝风内动	兼见头晕耳鸣，面赤心烦，肢麻震颤
瘀血阻滞	多有外伤史，白睛瘀血，头痛眼胀，恶心呕吐

【穴位】以足少阳、足厥阴经穴为主。

主穴	风池、四白、攒竹、瞳子髎、阳陵泉
风邪侵袭	主穴 + 风府
肝风内动	主穴 + 肝俞
瘀血阻滞	主穴 + 膈俞

【操作步骤】常规针刺，可加电针。

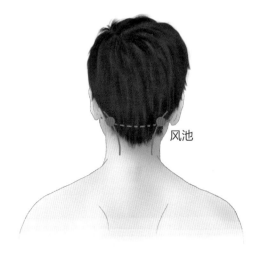

风池

风池 定位：在颈后区，枕骨之下，胸锁乳突肌上端与斜方肌之间的凹陷中。

快速取穴：正坐，后头骨下两条大筋外缘凹陷中，与耳垂平齐处。

操作：针尖微向下，向鼻尖方向斜刺 0.8～1.2 寸或平刺透风府穴（请扫二维码观看针刺视频），留针 20～30 分钟。

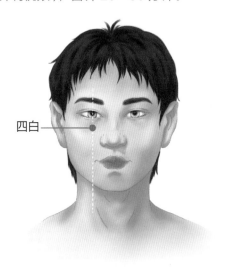

四白

四白 定位：在面部，目正视，瞳孔直下，眶下孔凹陷处。

操作：直刺 0.3～0.5 寸，留针 20～30 分钟。

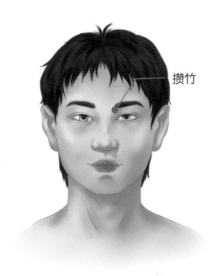

攒竹

攒竹 定位：在面部，眉头凹陷中，眶上切迹处。

操作：向眉中或眼眶内缘平刺或斜刺 0.5～0.8 寸，留针 20～30 分钟。

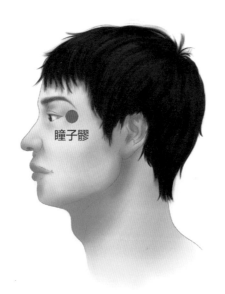

瞳子髎

瞳子髎 定位：在面部，外眼角旁，眶外侧缘处。

操作：向太阳穴（见第 170 页）方向横刺 0.5～1 寸，留针 20～30 分钟。

阳陵泉 定位：小腿外侧，腓骨小头前下方凹陷处。

操作：直刺或斜刺 0.5～1 寸，留针 20～30 分钟。

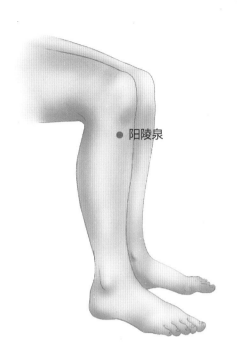

风邪侵袭：主穴＋风府

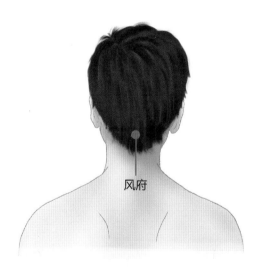

风府

风府 定位：在项部，后发际正中上1寸（1横指），枕外隆凸直下，两斜方肌之间的凹陷中。

操作：向下颌方向缓慢刺入 0.5～1 寸，不可向上深刺，留针 20～30 分钟。

肝风内动：主穴+肝俞

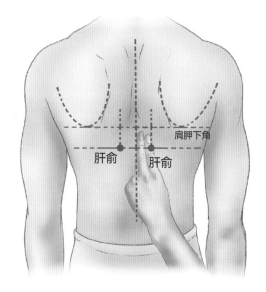

肝俞 定位：在背部，第9胸椎棘突下，后正中线旁开1.5寸。

快速取穴：肩胛下角水平线与脊柱相交处（第7胸椎棘突），往下推2个椎体，其下缘旁开2横指处。

操作：斜刺0.5～0.8寸，留针20～30分钟。

瘀血阻滞：主穴+膈俞

膈俞 定位：在背部，第7胸椎棘突下，后正中线旁开1.5寸。

快速取穴：肩胛下角水平线与脊柱相交处（第7胸椎棘突），其下缘旁开2横指处。

操作：直刺或斜刺0.5～1寸，留针20～30分钟。

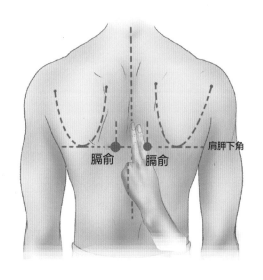

【医师叮嘱】针刺需专业人员操作，请谨慎操作；针刺强度以患者能接受为度；对病程短者疗效显著。

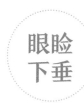

眼睑
下垂

【概述】眼睑下垂是指上眼睑提举无力，或不能抬起，以致睑裂变窄，甚至遮盖部分或全部瞳仁，影响视力的一种眼病，古称"睢目"，严重者称"睑废"。本病病位在胞睑筋肉，基本病机为气虚不能上提，血虚不能养筋。

【主要症状】上眼睑下垂，抬举无力，甚至遮盖瞳仁，影响视力。治法：益脾健气，养血荣筋。

【穴位】取眼区局部穴位及背俞穴为主。

主穴：攒竹、丝竹空、阳白、脾俞、肾俞、三阴交。

【操作步骤】常规针刺。体位：侧卧位。

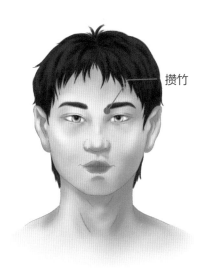

攒竹

攒竹 定位：在面部，眉头凹陷中，眶上切迹处。

操作：向眉中或眼眶内缘平刺或斜刺 0.5～0.8 寸，留针 20～30 分钟。

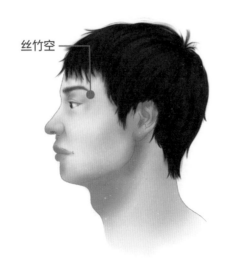

丝竹空

丝竹空 定位：眉梢凹陷处。

操作：平刺 0.3～0.5 寸，留针 20～30 分钟。

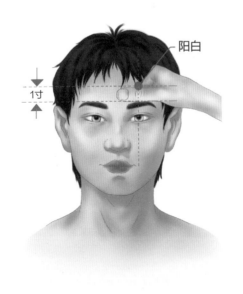

阳白

1寸

阳白 定位：在前额部，目正视，瞳孔直上，眉上1寸（1横指）。

操作：平刺 0.5～0.8 寸（请扫二维码观看针刺视频），留针 20～30 分钟。

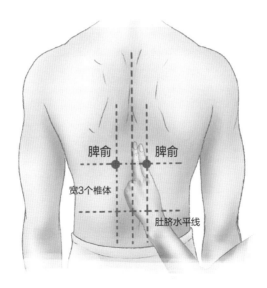

脾俞 定位：在背部，第11胸椎棘突下，后正中线旁开1.5寸。

快速取穴：肚脐水平线与脊柱相交处，再向上推 3 个椎体，其下缘旁开 2 横指处。

操作：直刺或斜刺 0.5～1 寸，留针 20～30 分钟。

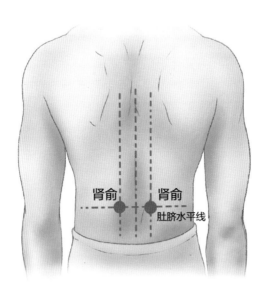

肾俞 定位：在腰部，当第2腰椎棘突下，后正中线旁开1.5寸。

快速取穴：肚脐水平线与脊柱相交处旁开 2 横指处。

操作：直刺或斜刺 0.5～1 寸，留针 20～30 分钟。

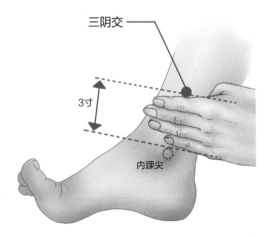

三阴交 定位：小腿内侧，足内踝尖上3寸（4横指），胫骨内侧后缘。

操作：直刺或斜刺 0.5～1 寸，留针 20～30 分钟。平补平泻或补法。

【医师叮嘱】针刺需专业人员操作，请谨慎操作；针刺强度以患者能接受为度；对于先天重症患者考虑手术治疗。

咽喉肿痛 （咽炎、扁桃体炎）

【概述】咽喉肿痛是以咽喉部红肿热痛、吞咽不适为主症的一种病证。本病病位在咽喉，基本病机是火热或虚火上灼咽喉。

【主要症状】

证型	辨证要点	治法
火热熏灼	咽喉部红肿热痛，吞咽不适，发热，大便秘结，小便黄	清热利咽，消肿止痛
阴虚火旺	咽干微痛，午后或入夜尤甚，手足心热。舌红，少苔，脉细数	滋阴降火，利咽止痛

【穴位】

证型	取穴	穴位
火热熏灼	取手太阴、手足阳明经穴为主	少商、商阳、天容、关冲、内庭
阴虚火旺	取足少阴经穴为主	太溪、照海、列缺、鱼际

【操作步骤】毫针常规针刺，火热熏灼用泻法，可耳尖放血；阴虚火旺用补法或平补平泻，列缺、照海行针时可以配合吞咽动作。体位：仰卧位。

火热熏灼

少商 定位：在手拇指末节外侧，距指甲角0.1寸。
操作：浅刺 0.1 寸，留针 20～30 分钟。

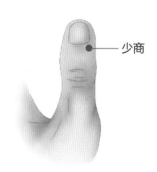

少商

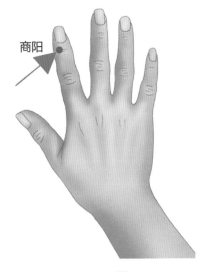

商阳

定位：在手食指末节桡侧，距指甲角0.1寸。

操作：浅刺 0.1 寸，留针 20～30分钟。

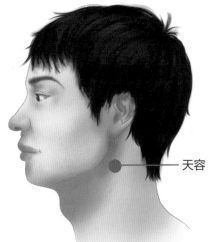

天容

定位：在颈外侧部，下颌角后方，胸锁乳突肌的前缘凹陷处。

操作：斜刺 0.5～0.8 寸，注意避开血管，留针20～30分钟。

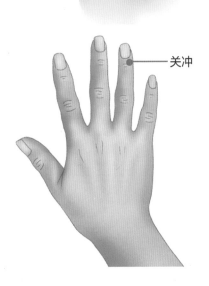

关冲

定位：在手无名指末节尺侧，距指甲角0.1寸。

操作：浅刺 0.1 寸，留针 20～30分钟。

内庭　定位：足背，第2、3趾间，趾蹼
　　　　缘后方赤白肉际处。
　　　　操作：直刺或斜刺 0.5～1 寸，留
　　　　针 20～30 分钟。

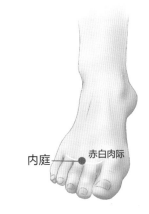

内庭　　赤白肉际

阴虚火旺

太溪　定位：在足内侧，内踝尖与跟腱
　　　　之间的凹陷处。
　　　　操作：直刺或斜刺 0.5～1 寸，留
　　　　针 20～30 分钟。

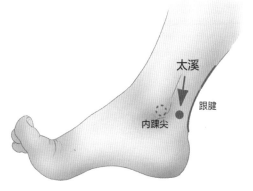

太溪　　跟腱　　内踝尖

照海　定位：足内侧，内踝尖下方凹
　　　　陷处。
　　　　操作：直刺或斜刺 0.5～1 寸，留
　　　　针 20～30 分钟。

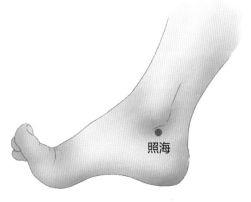

照海

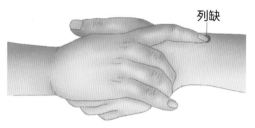

列缺 定位：两手虎口自然平直交叉，一手食指按在另一手桡骨茎突（腕后拇指侧高突处）上，食指指尖下即为此穴。

操作：直刺或斜刺 0.5～1 寸，留针 20～30 分钟。

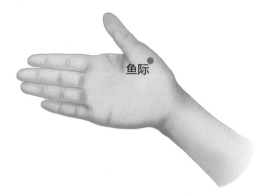

鱼际 定位：在第1掌指关节后，约当第1掌骨中点桡侧赤白肉际处。

操作：直刺或斜刺 0.5～1 寸，留针 20～30 分钟。

【医师叮嘱】针刺需专业人员操作，请谨慎操作。

①针灸对咽喉肿痛实证效果较好。

②患者应忌食辛辣刺激性食物，戒烟酒，避免有害气体的不良刺激。

③若扁桃体周围已成脓，或急性喉炎出现水肿、呼吸困难者，应去医院进行专科处理。

牙痛

【概述】牙痛是指牙齿因各种原因引起的疼痛，为口腔疾患中最为常见的一种。本病病位在齿，基本病机为风火、胃火、虚火上炎所致。

【主要症状】治法：祛风泻火，通络止痛。

证型	辨证要点
风火牙痛	发病急，牙痛剧烈，牙龈红肿，喜凉恶热，伴发热
胃火牙痛	牙痛剧烈，牙龈红肿甚至出血，伴口臭，便秘，小便黄
虚火牙痛	牙痛隐隐，午后或夜间加重，日久不愈，可见牙龈萎缩，牙齿松动

【穴位】取手足阳明经穴为主。

主穴	颊车、下关、合谷、内庭
风火牙痛	主穴 + 翳风
胃火牙痛	主穴 + 厉兑
虚火牙痛	主穴 + 太溪

【操作步骤】毫针常规针刺，泻法。体位：仰卧位。

 主穴

颊车 定位：在面部，咀嚼时咬肌隆起处，按之凹陷处。

快速取穴：在面部，下颌角前上方1横指（中指）。

操作：直刺0.3～0.5寸，可以沿皮刺向地仓、大迎（请扫二维码观看针刺视频），留针20～30分钟。

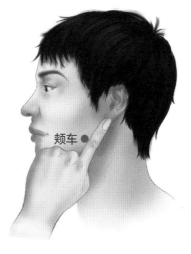

颊车

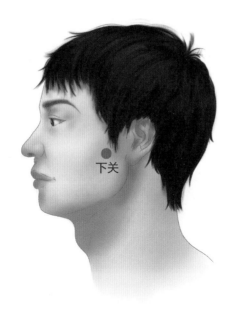

下关 定位：在面部耳前方，颧弓下缘与下颌切迹形成的凹陷处。

快速取穴：正坐或侧卧，闭口，耳屏前约1横指，颧弓下的凹陷处。

操作：直刺0.5～1寸，进针时不要张口，留针20～30分钟。

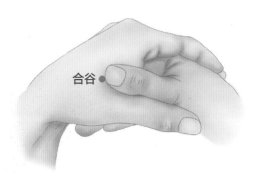

合谷 定位：在手背，第1、2掌骨间，当第2掌骨桡侧的中点处。

快速取穴：以一手的拇指指间关节横纹，放在另一手拇指、食指之间的趾蹼
缘上，当拇指尖下即为此穴。

操作：直刺或斜刺0.5～1寸，留针20～30分钟。

内庭 定位：足背，第2、3趾间，趾蹼缘后方赤白肉际处。
操作：直刺或斜刺 0.5～1 寸，也可点刺出血，留针
20～30 分钟。

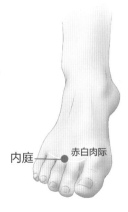

内庭　　赤白肉际

风火牙痛：主穴+翳风

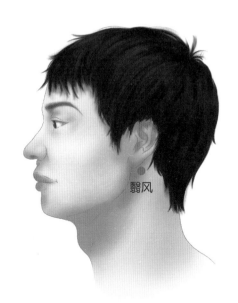

翳风

翳风 定位：在耳垂后方，乳突与下颌角之间的凹陷处。
快速取穴：将耳垂后压，其所覆盖范围中的凹陷处即是此穴。
操作：直刺 0.5～1 寸，留针 20～30 分钟。

胃火牙痛：主穴+厉兑

厉兑 定位：在足第2趾末节外侧，距指甲角0.1寸。

操作：浅刺0.1寸，留针20～30分钟。

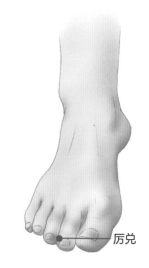

厉兑

虚火压痛：主穴+太溪

太溪 定位：在足内侧，内踝尖与跟腱之间的凹陷处。

操作：直刺或斜刺0.5～1寸，留针20～30分钟。

【医师叮嘱】针刺需专业人员操作，请谨慎操作。针刺强度以患者能接受为度。

①平时注意口腔卫生，避免冷热酸甜等刺激。

②注意与三叉神经痛的区分。

③长期治疗无效者，应注意查明病因。

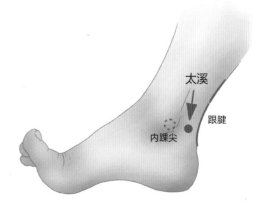

太溪

跟腱

内踝尖

附录　针灸歌诀

肘后歌

头面之疾针至阴，腿脚有疾风府寻。　心胸有病少府泻，脐腹有病曲泉针。

肩背诸疾中渚下，腰膝强痛交信凭。　胁肋腿叉后溪妙，股膝肿起泻太冲。

阴核发来如升大，百会妙穴真可骇。　顶心头痛眼不开，涌泉下针定安泰。

鹤膝肿劳难移步，尺泽能舒筋骨疼。　更有一穴曲池妙，根寻源流可调停。

其患若要便安愈，加以风府可用针。　更有手臂拘挛急，尺泽刺深去不仁。

腰背若患挛急风，曲池一寸五分攻。　五痔原因热血作，承山须下病无踪，

哮喘发来寝不得，丰隆刺入三分深。　狂言盗汗如见鬼，惺惺间使便下针。

骨寒髓冷火来烧，灵道妙穴分明记。　疟疾寒热真可畏，须知虚实可用意。

间使宜透支沟中，大椎七壮合圣治。　连日频频发不休，金门刺深七分是。

疟疾三日得一发，先寒后热无他语。　寒多热少取复溜，热多寒少用间使。

或患伤寒热未收，牙关风壅药难投。　项强反张目直视，金针用意列缺求。

伤寒四肢厥逆冷，脉气无时仔细寻。　神奇妙穴真有之，复溜半寸顺骨行。

四肢回还脉气浮，须晓阴阳倒换求。　寒则须补绝骨是，热则绝骨泻无忧。

脉若浮洪当泻解，沉细之时补便瘥。　百合伤寒最难医，妙法神针用意推。

口噤眼合药不下，合谷一针效甚奇。　狐惑伤寒满口疮，须下黄连犀角汤。

虫在脏腑食肌肉，须要神针刺地仓。　伤寒腹痛虫寻食，吐蛔乌梅可难攻。

十日九日必定死，中脘回还胃气通。　伤寒痞气结胸中，两目昏黄汗不通。

涌泉妙穴三分许，速使周身汗自通。　伤寒痞结胁积痛，宜用期门见深功。

当汗不汗合谷泻，自汗发黄复溜凭。　飞虎（即支沟穴）一穴通痞气，

祛风引气使安宁。刚柔二痉最乖张，　口禁眼合面红妆。热血流入心肺腑，

须要金针刺少商。中满如何去得根，　阴包如刺效如神。不论老幼依法用，

须教患者便抬身。打扑伤损破伤风，　先于痛处下针攻。后向承山立作效，

甄权留下意无穷。腰腿疼痛十年春，　应针不了便惺惺。大都引气探根本，

服药寻方枉费金。脚膝经年痛不休，　内外踝边用意求。穴号昆仑并吕细，

应时消散实时瘥。风痹痿厥如何治？　大杼曲泉真是妙。两足两胁满难伸，

飞虎神针七分到。腰软如何去得根，　神妙委中立见效。

八要穴歌

肚腹三里留，腰背委中求，头项寻列缺，面口合谷收。
心胸收内关，小腹三阴谋，坐骨刺环跳，腿痛阳陵透。

八会穴歌

腑会中脘脏章门，髓会绝骨筋阳陵。血会膈俞骨大杼，脉太渊气膻中存。

下合穴歌

胃经下合三里乡，上下巨虚小大肠。
膀胱当合委中穴，三焦下合属委阳。
胆经之合阳陵泉，腑病用之效必彰。

十二经气血多少歌

多气多血经须记，大肠手经足经胃。
少血多气有六经，三焦胆肾心脾肺。
多血少气心包络，膀胱小肠肝所异。